高等院校医学实验教学系列教材

生物药剂学
与药物动力学实验

主　编　胡巧红
编　委　（按姓氏笔画排序）
　　　　王晓明　广东药科大学
　　　　应晓英　浙江大学
　　　　张　楠　郑州大学
　　　　胡巧红　广东药科大学
　　　　黄建耿　华中科技大学
　　　　黄桂华　山东大学

U0230363

科学出版社
北京

内 容 简 介

　　生物药剂学与药物动力学实验是生物药剂学与药物动力学实践教学必不可少的环节,对高素质、创新型药学人才的培养具有重要意义。本教材适应生物药剂学与药物动力学教学要求及学科发展,内容包括药物的吸收、分布、蛋白结合、代谢、消除等动态过程和溶出一致性、生物利用度等的原理和实验方法,以及常用药物动力学程序应用等。教材分为基本知识与技能、验证性实验、综合性实验和设计性实验四部分,基本知识与技能对生物药剂学与药物动力学中生物样品的处理、实验方案设计和数据处理等进行介绍;验证性实验以训练为目标,通过实验基础知识和技能训练,以更好地理解学科基本知识和理论;综合性实验和设计性实验将相关的实验知识内容进行融合,强化动手能力和思维训练,培养分析和解决问题能力。

　　本教材为双语教材,部分实验采用英文编写,可供药学相关专业学生使用。

图书在版编目(CIP)数据

　　生物药剂学与药物动力学实验 / 胡巧红主编. —北京:科学出版社,2019.6
　　ISBN 978-7-03-057895-2

　　Ⅰ.①生… Ⅱ.①胡… Ⅲ.①生物药剂学–高等学校–教材②药物代谢动力学–实验–高等学校–教材 Ⅳ.①R945②R969.1-33

　　中国版本图书馆CIP数据核字(2018)第129622号

责任编辑:王镝韬 胡治国 / 责任校对:郭瑞芝
责任印制:赵 博 / 封面设计:陈 敬

科 学 出 版 社 出版
北京东黄城根北街16号
邮政编码:100717
http://www.sciencep.com
北京华宇信诺印刷有限公司印刷
科学出版社发行 各地新华书店经销

*

2019年6月第 一 版　开本:720×1000 1/16
2025年1月第六次印刷　印张:8
字数:150 000

定价:39.80元

(如有印装质量问题,我社负责调换)

前　言

生物药剂学与药物动力学是药学专业的一门专业课程,其原理和方法在药物制剂设计、药物制剂质量评价以及临床合理用药等方面具有重要作用。作为实践教学必不可少的环节之一,生物药剂学与药物动力学实验对药学教育具有重要意义。

本教材依据培养"基础扎实、知识面宽、实践能力强、综合素质高"的高素质、创新型药学人才目标的需要,适应生物药剂学与药物动力学教学要求及学科发展,内容包括药物的吸收、分布、蛋白结合、代谢、消除等动态过程和溶出一致性、生物利用度等的原理和实验方法,以及常用药物动力学程序应用等。

本教材分为基本知识与技能、验证性实验、综合性实验和设计性实验四部分。基本知识与技能对生物药剂学与药物动力学中生物样品的处理、实验方案设计和数据处理等进行了介绍;验证性实验以训练为目标,对学生进行实验基础知识和技能训练,使其更好地理解学科基本知识和理论;综合性实验和设计性实验将相关的实验知识内容进行融合,强化动手能力和思维训练,培养学生分析和解决问题的能力。

本教材为双语教材,部分实验采用英文编写,可供药学相关专业使用,各院校可根据各自的实验教学需要进行选择。

本教材的编写由来自浙江大学、郑州大学、华中科技大学、山东大学和广东药科大学的编者参与完成,胡巧红负责全书的规划与编排,基础知识与技能、实验 1、实验 7、实验 13 和实验 15 的编写;张楠负责实验 2、实验 5 和实验 6 的编写;黄建耿负责实验 3、实验 4、实验 9、实验 10 和实验 16 的编写;黄桂华负责实验 8 和实验 14 的编写;应晓英负责实验 11 和实验 12 的编写;王晓明负责实验 17 到实验 19 的编写。

　　本教材的编写和出版得到了科学出版社的大力支持,也离不开编者所在单位的大力支持,在此表示衷心感谢。限于编者水平有限,不足之处在所难免,敬请专家和读者批评指正。

编　者

2017 年 12 月

目　　录

第一部分　基本知识与基本技能 ··1

第二部分　验证性实验 ··8

实验 1　磺胺嘧啶在体小肠吸收实验 ··8

实验 2　外翻肠囊法测定磺胺嘧啶的肠吸收 ····································15

实验 3　药物的体内分布实验 ···20

实验 4　药物的血浆蛋白结合率测定 ···26

实验 5　药物代谢体外研究 ···32

实验 6　单隔室模型模拟实验 ···39

实验 7　血药浓度法测定药物动力学参数 ·······································43

实验 8　尿排泄数据法测定维生素 B_2 片的药物动力学参数 ····················49

Experiment 9　*In Situ* Single-Pass Intestinal Perfusion of Sulfadiazine Sodium in Rats ···55

Experiment 10　Tissue Distribution of Sulfadiazine Sodium in Mice Following Ⅳ Bolus Administration ··63

Experiment 11　Determination of Pharmacokinetic Parameters of Paracetamol from urinary excretion data ·······························71

第三部分　综合性实验 ···79

实验 12　对乙酰氨基酚片溶出一致性评价 ·······································79

实验 13　体外经皮渗透实验 ··85

实验 14　血药浓度法测定对乙酰氨基酚片的药物动力学参数与相对生物利用度 ···91

实验 15　生物等效性分析 ···100

Experiment 16　Determination of Acetaminophen Concentration in Rabbit Plasma and Its Application to a Pharmacokinetic Study Following Ⅳ Bolus Administration ·······························105

第四部分　设计性实验 ··116

实验 17 血药浓度测定与药动学参数计算 ……………………………………116

实验 18 制剂生物利用度测定 ………………………………………………118

实验 19 缓控释制剂体内外相关性实验 ………………………………………119

附录 药物溶出度仪机械验证指导原则 ……………………………………121

第一部分 基本知识与基本技能

生物药剂学是研究药物及其剂型在体内的吸收、分布、代谢、排泄过程，阐明药物的剂型因素、机体生物因素和药物疗效三者间相互关系的一门学科。药物动力学是应用动力学原理与数学处理方法，定量描述药物体内过程的动态变化规律的学科。生物药剂学与药物动力学是药学专业的重要课程之一。通过本课程的学习，使学生掌握生物药剂学和药物动力学的基本概念、基本理论和研究方法，且能够初步应用相关知识来正确评价药物制剂的质量，设计合理的剂型、处方及制备工艺，并为临床合理用药提供科学依据。

实验课是生物药剂学与药物动力学课程教学中必不可少的实践环节。通过实验课程的学习，使学生掌握生物药剂学与药物动力学实验的设计以及数据处理方法，熟悉生物样品的处理及检测方法，掌握相关的专业实验技能。

生物药剂学与药物动力学的实验对象是动物或人，通常是通过测定受试对象给药后在不同时间的生物样品中药物和(或)代谢物的浓度变化来了解药物在体内的吸收、分布、代谢和排泄规律。以下主要从生物样品的收集与前处理、实验方案设计及数据处理进行介绍。

一、生物样品的收集与前处理

生物样品的种类有许多，如血样、尿样、唾液、粪便；在某些特定情况下，也可用乳汁、泪液、胆汁、羊水以及各种组织等。生物药剂学与药物动力学实验中最常用的有血样、尿样、唾液。

(一) 生物样品的收集

1. 血样 血样主要用于药物动力学、生物利用度、临床治疗药物浓度监测等研究。血样包括全血(whole blood)、血浆(plasma)和血清(serum)。对于大多数药物，血浆浓度与红细胞中的浓度成正比，测定全血也不能提供更多的数据；加之全血的净化较血浆和血清麻烦，尤其是溶血后，血红蛋白等可能会给测定结果带来影响，因此最常用的样本是血浆和血清，其中选用最多的是血浆。测定血中药物浓度通常是指血浆或血清中的药物浓度。一般情况下，当药物在体内达到稳定状态时，血浆中的药物浓度与药物在作用点的浓度紧密相关，可以反映药物在体内靶器官的状况。

(1) 采集：动物实验时，选取动物不同，血样采集的部位也不同。家兔一般从耳缘静脉采血；大鼠可从眼眶静脉丛或断尾采血，也可通过颈动脉插管采血；犬一般从四肢静脉采血。对于病人或健康受试者，通常从静脉采血。

(2) 制备

1) 血浆的制备：将采集的血液置于含有抗凝剂(如肝素、枸橼酸盐、草酸盐等)的离心管中，混合后，离心，血细胞沉降，上清液即为血浆，其量约为全血量的一半。实验中最常用的抗凝剂是肝素，它是一种含硫酸盐的黏多糖，常用其钠盐、钾盐，它能阻止凝血酶原转化为凝血酶，从而抑制纤维蛋白原形成纤维蛋白。通常 1ml 的全血需加 0.1~0.2mg 的肝素，加入血样后立即轻轻振摇，应避免太过猛烈而导致溶血。

2) 血清的制备：将采集的血液置于离心管中，放置 30min~1h。由于激活了一系列凝血因子，血液中的纤维蛋白原形成纤维蛋白，血液逐渐凝固，然后用细竹棒或玻璃棒轻轻剥去凝固在离心管中的血饼，经离心后收集上层的澄清黄色液体即为血清，其量为全血量的 30%~50%。当室温高时，血凝过程很快，宜在血凝后 30min 内分离血清；当室温低时，血凝过程较慢，可将血液置于 37 ℃下以加速血清析出。

有些药物(如环孢素 A、西罗莫司等)在血细胞中的分布较多，则需测定全血中的药物浓度。全血也应加入抗凝剂混匀，防止凝血。

血浆和血清都需在采血后及时分离。为避免样品中被测药物发生分解或产生其他化学变化，取样后最好立即进行分析测定。若不能立即测定时，应将样品完全密塞后冷冻(-20℃)保存。

2. 尿样 尿药测定主要用于药物剂量回收、肾清除率、生物利用度的研究。体内药物清除主要是通过尿液排出，尿液中药物浓度较高，尿液收集量可以很大，收集也方便，但浓度通常变化也较大，所以应测定一定时间内排入尿中药物的总量，这就需要测定在规定时间内的尿液体积和尿药浓度。测定尿中药物的总量时，采集一定时间(如 12 h 或 24 h)内排泄的尿液，并记录其体积，测定药物浓度，然后乘以尿量求得排泄量，计算累积排泄尿量。采集尿液时，需用量筒准确测量储尿量，并做好记录。

3. 唾液 唾液的采集一般在漱口后 15min 左右，应尽可能在刺激少的安静状态下进行。采集后立即测量除去泡沫部分的体积。离心分离，吸取上清液，作为药物浓度测定的样品。唾液中含有黏蛋白，是由唾液中的酶催化而生成的。为阻止黏蛋白的生成，不能立即测定的唾液样品应在 4℃以下保存，解冻后必须充分搅匀后再用，否则测定结果会产生误差。

(二) 生物样品的前处理

在测定体内药物及其代谢物时，除少数情况将采集的体液经简单处理后直接进行测定外，一般在测定前均需采用适宜的方法对样品进行预处理，即进行分离、纯化、浓集，必要时还需对待测组分进行化学衍生化，从而为测定创造良好的条件。样品预处理是极为重要的环节。

生物样品进行前处理的目的主要是：①使药物从缀合物及结合物中释放出来，以便测定药物总浓度。药物进入体内后，经吸收、分布、代谢、排泄过程，在体液、组织和排泄物中除了游离型(原型)药物外，还有药物的代谢物、药物与蛋白质形成的结合物，以及药物或其代谢物与内源性物质(如葡糖醛酸、硫酸等)形成的缀合物等多种存在形式，必须分离后才能测定药物或其代谢物。②生物样品的介质组成比较复杂，干扰多，而药物组分含量又较低，必须先经过适当处理，使药物纯化、富集。如血清中既含有高分子的蛋白质和低分子的糖、脂肪、尿素等有机化合物，也含有 Na^+、K^+、Cl^- 等无机化合物；尿液中含有尿素、肌酸、氨、Na^+、K^+、Cl^- 等。其中影响最大的是蛋白质，在测定生物样品中药物或其代谢物时，必须进行除蛋白等前处理。③防止分析仪器的污染、劣化，提高测定灵敏度、准确度、选择性等。生物样品介质中的脂肪、蛋白质、不溶性颗粒等杂质可污染分析仪器。如用高效液相色谱法(HPLC)测定药物浓度时，蛋白质会沉积在色谱柱上，发生堵塞，严重影响分离效果，因此，必须进行除蛋白的前处理工作。

样品前处理一般包括以下内容。

1. 样品均匀化　为避免造成测定误差，生物样品在测定前应混合均匀。可将样品置于漩涡混合器上进行混匀。对含有不溶性组分的样品(如组织、粪便)，须将样品进行匀浆处理，以保证样品的均匀性。还应注意取样的代表性问题。

2. 去除蛋白质　生物样品，如血浆、血清等，含有大量蛋白质，它们能结合药物，因此，必须先将与蛋白质结合的药物游离出来，再做进一步处理，以便准确测定药物及其代谢物的浓度。

(1) 加入与水相混溶的有机溶剂：加入水溶性的有机溶剂，可使蛋白质分子内及分子间的氢键发生变化而使蛋白质凝聚，使与蛋白质结合的药物释放出来。常用的水溶性有机溶剂有甲醇、乙醇、丙酮、乙腈等。含药物的血浆或血清与水溶性有机溶剂的体积比为 1∶(1~3)时，可将 90%以上的蛋白质除去。水溶性有机溶剂种类不同所得的上清液的 pH 稍有差异，如使用乙腈或甲醇时，上清液 pH 为 8.5~9.5，使用乙醇或丙酮时，上清液 pH 为 9~10。采用超速离心机(10 000 r/min)离心 1~2min 可将析出的蛋白质完全沉淀。

(2) 加入中性盐：中性盐的加入，可使溶液的离子强度发生变化。中性盐能将与蛋白质水合的水置换出来，从而使蛋白质脱水而沉淀。常用的中性盐有饱和硫酸铵、硫酸钠等。如按血清与饱和硫酸铵的比例为 1∶2 混合，可将 90%以上的蛋白质除去。所得上清液的 pH 为 7.0~7.7。盐析的方法与有机溶剂提取法常联用，药物的回收率高。

(3) 加入强酸：当 pH 低于蛋白质的等电点时，蛋白质以阳离子形式存在，此时加入强酸，强酸可与蛋白质阳离子形成不溶性盐而沉淀。常用的强酸有 10%三氯乙酸、6%高氯酸等。含药物血清与强酸的比例为 1∶0.6 混合，可除去 90%以上蛋白质，取上清液作为样品。由于上清液呈酸性，在酸性下会分解的药物不宜用本法除蛋白质。

(4) 加入含锌盐及铜盐的沉淀剂：当 pH 高于蛋白质的等电点时，金属阳离子可与蛋白质分子中的羧基阴离子形成不溶性盐而沉淀。常用的沉淀剂有 $CuSO_4-Na_2WO_4$、$ZnSO_4-NaOH$ 等。含药物血清与沉淀剂的比例为 1∶2 混合，可除去 90%以上蛋白质，取上清液作为样品。

此外，还可应用酶水解法、超滤法等去除蛋白质。

3. 生物样品中被测组分的提取　　生物样品中的药物及其代谢物一般经过萃取后才能进行色谱分析，此步骤包含了样品的分离、净化。常用的提取方法有液-液萃取法和固相萃取法。

(1) 液-液萃取法：是传统的分离、纯化方法，是应用最多的方法。该法简单、快速、经济适用，可将萃取液用氮气吹干除去其中的溶剂使待测组分浓集，增加检测灵敏度。液-液萃取法可用于以水为介质的样品中非极性或弱极性组分的提取。常用的萃取溶剂有乙酸乙酯、乙醚、二氯甲烷、氯仿、正己烷、正丁醇、甲醇、乙腈等。萃取过程中有机溶剂的用量应适当，一般有机溶剂与水相(体液样品)的体积比为 1∶1 或 2∶1，实际中也可根据被测组分的性质及分析方法要求，通过实验确定有机溶剂的最佳用量。

在萃取过程中，水相的 pH 是重要的参数，pH 的选择主要由被测组分的 pK_a 确定。理论上，对于弱酸性药物，最佳 pH 应低于 pK_a 值 1~2 个 pH 单位；对于弱碱性药物，最佳 pH 应高于 pK_a 值 1～2 个 pH 单位。实际操作中，一般酸性药物可加入一定量的酸，碱性药物可加入一定量的碱，这样可使药物以分子状态存在，有利于有机溶剂的萃取。通过选择不同的有机溶剂可提高选择性。

液-液萃取法有时会发生乳化现象，引起被测组分损失，从而导致回收率较低。为了防止乳化，可应用较大体积的有机溶剂或加入适当的试剂改变其表面张力而破乳；当已发生严重的乳化时，可置于低温冰箱中冷冻破乳，再融化后离心。

(2) 固相萃取法：又称为液-固萃取法，是利用液相与固定相之间对萃取化合物的选择性分配系数不同，将被测组分从各种组分的混合物中分离出来。从水相中分离待测药物，通常以柱分离的方式进行操作。目前常用的柱填料有大孔吸附树脂、亲脂性键合相硅胶、硅胶、氧化铝、硅藻土、离子交换树脂等。该法特别适用于体液样品中一些极性大的药物及其代谢物的分离，也适用于某些两性药物的分离。

亲脂性键合相硅胶包括烷基、苯基、氰基键合相硅胶，其中最常用的是十八烷基键合相硅胶。亲脂性键合相硅胶容易吸附水相中的非极性组分，易使用有机溶剂洗脱，适用于水基质体液中疏水性药物的分离、纯化。亲脂性键合相硅胶固相萃取柱的一般操作步骤如下：①使用甲醇润湿小柱，使固相填料溶剂化，以使固相表面易于和被测组分发生相互作用，同时除去填料中可能存在的杂质。②以水或适宜的缓冲液冲洗小柱，转移过多的甲醇，以利样品与固相表面发生作用，达到良好的分离状态。③将溶于缓冲液中的样品加到固相萃取柱上，使样品经过小柱，弃去废液。④用含有少量甲醇的水或缓冲液冲洗小柱，除去内源性杂质和其他相关杂质。⑤用适当的溶剂洗脱待测组分，收集洗脱液，直接或适当浓缩后进行色谱分析。

为了使固相萃取具有良好的选择性、准确度和重现性，必须确立最佳固相萃取条件，在实验中应从下列方面着手：①首先研究待测组分(药物及其代谢物等)的物理和化学性质，并据此选择合适的固相萃取剂，然后根据待提取组分的性质和已选用的萃取剂来选择洗脱剂；②了解样品基质的性质，这有助于选择上样前固相萃取剂的平衡溶剂、样品溶剂和除杂质用的洗涤溶剂；③最后进行回收率试验，考察提取的完全程度。

4. 生物样品中待测组分的衍生化　大多数生物样品经适当前处理后即可供测定。但有些药物采用色谱法测定时，必须先经过衍生化反应制成衍生物后才能进行测定。目前衍生化处理在气相色谱中应用最普遍，常用的衍生化反应有酰化、烷基化、芳香化、酯化、硅烷化。

二、实验方案设计

药物动力学研究分为临床前药物动力学(非临床药物动力学)研究和临床药物动力学研究。临床前药物动力学研究是指通过动物体内外的研究方法，揭示药物在体内的动态变化规律，获得药物动力学参数，阐明药物的吸收、分布、代谢和排泄的过程和特点。临床药物动力学研究旨在阐明药物在人体内的吸收、分布、代谢和排泄的动态变化规律。

临床前药物动力学研究在新药研究开发的评价过程中起着重要作用。在药物制剂学研究中，临床前药物动力学研究结果是评价药物制剂特性和质量的重要依据，其研究结果也能为设计和优化临床研究给药方案提供参考信息；在药效学及毒理学评价中，药物或其活性代谢物浓度数据及相关药物动力学参数是阐明药效或毒性大小的基础，可作为药物对靶器官效应的依据。通过新药临床药物动力学研究，可以帮助认识人体与药物间的相互作用，为新药临床试验给药方案的拟定及新药上市后的临床药物治疗方案制定提供理论依据和实验基础。

1. 受试药品　质量稳定且与药效学或毒理学研究所用试验药品一致。

2. 受试动物及受试动物数　一般采用成年和健康动物。常用的有小鼠、大鼠、犬、兔、豚鼠、小型猪、猴等。选择试验动物的基本原则：首选动物应与药效学或毒理学研究一致；创新药应选用两种动物或两种以上的动物，其中一种为啮齿类动物，另一种为非啮齿类动物，其他类别药物，可选用一种动物，建议首选非啮齿类动物；速释、缓释、控释制剂药物动力学研究时，原则上选用成年 Beagle 犬；尽量在清醒状态下进行实验；口服给药不宜选用兔等食草类动物。

研究所需的受试动物数可根据以血药浓度-时间曲线的每个采样点不少于6个数据为限进行计算。最好从同一动物个体多次取样，若由多只动物的数据共同构成一条血药浓度-时间曲线，应相应增加动物数。建议受试动物雌雄各半，如发现药物动力学存在明显性别差异，应增加动物数以便了解受试药品的药物动力学的性别差异。对于单一性别用药，可选择与临床用药一致的性别。

3. 给药途径和给药剂量　药物动力学研究所用的给药途径和给药方式，应尽可能与临床用药相同。药物动力学研究应至少设三个剂量组，并应包括相当于药效学试验有效量的一个剂量。高剂量应接近最大耐受量，中、小剂量则根据药物有效剂量的上下限范围选取，以了解药物在体内的动力学特征。若结果为非线性药物动力学，还应研究剂量对药物动力学的影响。

4. 取样时间点安排　一般取样点的设计应兼顾考虑吸收相、分布相和消除相。根据研究样品的特性，取样点通常可安排 9~13 个点，一般在吸收相至少需要 2~3 个采样点，对于吸收快的血管外给药的药物，应尽量避免第一个点是 C_{max}；在 C_{max} 附近至少需要 3 个采样点；消除相需要 4~6 个采样点。整个采样时间至少应持续到 3~5 个 $t_{1/2}$，或持续到血药浓度为 C_{max} 的 1/20~1/10。对于口服给药，一般应在给药前禁食 12 h 以上，以排除食物对药物吸收的影响。

三、数 据 处 理

药物动力学研究后根据获得的血药浓度-时间数据，可采用适宜的房室或非房室模型进行数据处理，以求算药物动力学参数。一般药物动力学实验研究后提供的药物动力学基本参数有：静脉注射给药的 $t_{1/2}$、V、AUC 和 CL 等；血管外给药的 k_a、C_{max}、t_{max}、$t_{1/2}$ 和 AUC 等。另外，应提供统计矩参数(MRT、$AUC_{0\to t}$、$AUC_{0\to\infty}$ 等)。对于水溶性药物，还应提供血管外给药的绝对生物利用度。对于缓释、控释制剂，应根据多次给药达到稳态时的完整给药间隔的血药浓度-时间数据，提供稳态时的达峰时间 t_{max}、稳态最大血药浓度 C_{max}^{ss}、稳态最小血药浓度 C_{max}^{ss}、AUC_{ss}、波动度(DF)和平均稳态血药浓度 $\overline{C_{ss}}$ 等参数，并与被仿制药或普通制剂进行比较，考察受试制剂是否具有缓释、控释特征。

参 考 文 献

李好枝，2011. 体内药物分析. 2 版. 北京：中国医药科技出版社.

刘建平，2016. 生物药剂学与药物动力学. 5 版. 北京：人民卫生出版社.

印晓星，杨帆，2017. 生物药剂学与药物动力学(案例版). 2 版. 北京：科学出版社.

张君仁，臧恒昌，2002. 体内药物分析. 北京：化学工业出版社.

(胡巧红)

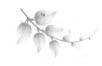

第二部分　验证性实验

实验 1　磺胺嘧啶在体小肠吸收实验

一、预习要求

1. 了解口服吸收药物的在体动物实验研究方法——小肠循环灌流法。

2. 复习有关消化道的解剖知识，熟悉小肠插管操作。

3. 熟悉磺胺嘧啶和酚红的测定方法和原理。

二、实验目的

1. 掌握大鼠在体小肠循环灌流法研究药物吸收的基本操作和方法。

2. 掌握药物在小肠吸收的机制，求算药物的吸收速率常数(k_a)、吸收半衰期($t_{1/2(\alpha)}$)的方法。

三、实验原理

小肠由十二指肠、空肠和回肠组成，全长 2～3m，直径约 4mm。小肠黏膜上分布有许多环状皱襞，并拥有大量指状突起的绒毛。绒毛内含丰富的血管、毛细血管和乳糜淋巴管，是物质吸收的部位。绒毛的外面是柱状上皮细胞，其顶端细胞膜的突起称为微绒毛，每一柱状上皮细胞的顶端约有 1700 条微绒毛，是药物吸收过程进行的区域。由于环状皱褶、绒毛和微绒毛的存在，小肠具有很大的有效吸收面积，是口服药物吸收的主要部位，也是药物主动转运吸收的特异性部位。

药物口服吸收的研究方法可分为体外法(*in vitro*)、在体法(*in situ*)和体内法(*in vivo*)等。体外法包括离体肠段法、离体肠外翻囊技术、离体细胞法和 Caco-2 细胞模型法等。离体肠段法常用于考察促进剂作用的部位差异及促进剂的筛选；离体肠外翻囊技术是一种较经典的方法，可定量描述药物的通透性。小肠离体细胞常用于研究药物的摄取。Caco-2 细胞模型法是目前最常用的细胞模型方法，可用于研究药物结构与吸收转运的关系，快速评价前体药物的口服吸收，研究辅料与剂型对吸收的影响,研究口服药物的吸收转运机制,确定药物在肠腔吸收的最适 pH。体内法通常是口服给予药物后,测定体内药量(或血药浓度)或尿中原形药物排泄总量,求算药物动力学参数来评价药物的吸收速率和吸收程度。在体法不切断血管和神经,药物透过上皮细胞后即被血液运走,能避免胃内容物排出及消化道固有运动等的生理影响,对溶解药物是一种较好的研究吸收的实验方法。但本法一般只限于溶解状态药物,并有可能将其他因素引起药物浓度的变化误作为吸收。

在体法包括肠段结扎法和在体灌流试验法。肠段结扎法是将研究部位的肠段结扎,其内有一定浓度药物的人工肠液,一定时间后取出测定药物剩余量或通过肠系膜血管插管检测药物在不同时间的浓度变化或药理效应变化考察药物的肠道吸收,常用于考察药物吸收和促进剂作用的部位差异及含促进剂处方的促吸收效果。在体灌流试验法在分离肠段的两端插入导管,与蠕动泵和药物溶液连成一个循环体系,通过测定药物从体系中消失的速度或测定血药浓度来考察药物的吸收。小肠灌流法在各种药物肠道吸收模型中是最接近体内真实吸收状态的,可用于药物吸收程度、辅料对药物透过率的影响、药物吸收促进剂的转运能力、机制以及毒性等的研究。小肠灌流法可分为小肠单向灌流法和小肠循环灌流法。本实验采用小肠循环灌流法。

消化道药物吸收的主要方式是被动扩散。药物被服用后,胃肠液中高浓度的药物向低浓度的细胞内渗透,又以相似的方式扩散转运到血液中,这种形式的吸收不消耗能量,其透过速率与膜两侧的浓度差成正比,可用下式表示:

$$-\frac{\mathrm{d}Q}{\mathrm{d}t} = DkS\frac{C - C_{\mathrm{b}}}{h} \tag{1}$$

式中,$\frac{\mathrm{d}Q}{\mathrm{d}t}$ 为分子型药物的透过速率;D 为药物在膜内的扩散系数;k 为药物在膜/水溶液中的分配系数;S 为药物扩散的表面积;C 为消化道内药物浓度;C_{b} 为血液中药物浓度;h 为膜的厚度。令 $Dk = P$,P 为透过常数。

一般药物进入循环系统后立即转运全身,故药物在吸收部位循环液中浓度相当低,与胃肠液中药物浓度相比,可忽略不计。若设 $\frac{PS}{h} = k'$,式(1)可简化为:

$$-\frac{\mathrm{d}Q}{\mathrm{d}t} = \frac{PS}{h}C = k'C \tag{2}$$

式(2)说明药物透过速率属于表观一级速率过程。以消化液中药物量的变化率

$\dfrac{\mathrm{d}X}{\mathrm{d}t}$ 表示透过速率，则：

$$-\frac{\mathrm{d}X}{\mathrm{d}t} = k_\mathrm{a} X \tag{3}$$

上式积分后两边取对数，变为：

$$\ln X = \ln X_0 - k_\mathrm{a} t \tag{4}$$

以小肠内剩余药量的对数 $\ln X$ 对取样时间 t 作图，可得一条直线，从直线的斜率可求得吸收速率常数 k_a，其吸收半衰期 $t_{1/2(\alpha)}$ 为：

$$t_{1/2(\alpha)} = \frac{0.693}{k_\mathrm{a}} \tag{5}$$

小肠在吸收过程中，不仅吸收药物，也吸收水分，导致供试液体积不断减少，故不能用直接测定药物浓度的方法计算剩余药量。由于酚红不被小肠吸收，因此可向供试液中加入一定量的酚红，在一定间隔时间测药物浓度的同时，也测定酚红的浓度，由酚红浓度先计算出不同时间供试液的体积，再根据测定的药物的浓度，就可以求出不同时间小肠中剩余的药量或被吸收的药量。

四、仪器、材料与动物

1. 仪器　蠕动泵、紫外分光光度计、分析天平、红外灯、恒温水浴锅、玻璃插管、乳胶管、锥形瓶(150ml)、烧杯(250ml)、移液管(0.5ml、1ml、2ml、5ml、10ml)、量筒(100ml)、注射器(1ml、20ml)、带塞试管(10ml)、容量瓶(10ml、100ml、250ml、1000ml)、滴管、洗耳球、手术剪、止血钳、普通中号镊子、固定台、手术线、棉线。

2. 药品与试剂

(1) 磺胺嘧啶(sulfadiazine)。

(2) 酚红。

(3) 生理盐水。

(4) Krebs-Ringer 试液(pH 7.4)：称取氯化钠 7.8g、氯化钾 0.35g、氯化钙 0.37g、碳酸氢钠 1.37g、磷酸二氢钠 0.32g、氯化镁 0.02g、葡萄糖 1.4g，加蒸馏水适量溶解使成 1000ml。

(5) 0.1% $NaNO_2$ 溶液：称取亚硝酸钠 0.1g，置于 100ml 容量瓶中，加蒸馏水溶解并定容，摇匀。(置于冰箱中保存)。

(6) 0.5% $NH_2SO_3NH_4$ 溶液：称取氨基磺酸铵 0.5g，置于 100ml 容量瓶中，加

蒸馏水溶解并定容，摇匀(置于冰箱中保存)。

(7) 0.1%二盐酸萘基乙二胺乙醇溶液：称取二盐酸萘基乙二胺 0.1g 于 100ml 容量瓶中，加乙醇适量溶解，并用乙醇定容，摇匀(置于冰箱中保存)。

(8) 1 mol/L HCl 溶液：取浓盐酸 9ml，置于 100ml 容量瓶中，加蒸馏水溶解并定容，摇匀。

(9) 0.2 mol/L NaOH 溶液：称取氢氧化钠 0.8g，加蒸馏水适量溶解后，转移至 100ml 容量瓶内，用蒸馏水定容，摇匀。

(10) 1% 戊巴比妥钠溶液：称取戊巴比妥钠 1g，置于 100ml 容量瓶中，加蒸馏水溶解并定容，摇匀。

3. 动物　SD 大鼠，体重约 200g，禁食一夜(自由饮水)。

五、实 验 内 容

1. 供试液与酚红液的配制

(1) 供试液(磺胺嘧啶浓度 20μg/ml，酚红浓度 20μg/ml)：精密称取磺胺嘧啶 20mg、酚红 20mg，置于 1000ml 容量瓶中，加 Krebs-Ringer 试液使溶解并定容，摇匀。

(2) 酚红液(20μg/ml)：精密称取酚红 20mg，置于 1000ml 容量瓶中，加 Krebs-Ringer 试液使溶解并定容，摇匀。

2. 大鼠在体小肠循环实验操作

(1) 蠕动泵流速的调节：插上专用电源线，按下电源开关，选择所需工作方向，即将开关拨至"倒"或"顺"方向；按动快、慢档开关，调节流速为 5ml/min 和 2.5ml/min。

(2) 恒温水浴调节：将水浴温度调节为(37±0.5)℃。

(3) 供试液的准备：取 85ml 供试液加入循环装置的锥形瓶中(图 1-1)，将锥形瓶置于恒温水浴中预热至(37±0.5)℃。

(4) 生理盐水的准备：取生理盐水适量，预热至 37℃备用。

(5) 大鼠麻醉：取实验前禁食一夜的雄性 SD 大鼠一只，按 40mg/kg 体重腹腔注射 1%戊巴比妥钠麻醉，并固定于固定台上。

(6) 小肠两端插管：沿大鼠腹部中线打开腹腔(约 3cm)，在十二指肠上部和回肠下部各切一小口，插入直径约 0.3cm 的玻璃插管，并用手术线扎紧。

(7) 肠管洗涤：用注射器将 37℃的生理盐水缓缓注入肠管，洗去肠管内容物至净。

(8) 做成回路：将肠管两端的玻璃管按图 1-1 所示与胶管连接，做成回路，开动蠕动泵，其流速为 5ml/min。

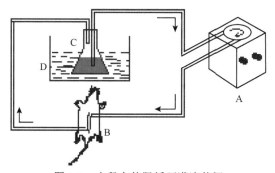

图 1-1　大鼠在体肠循环灌流装置

A. 蠕动泵；B. 大鼠；C. 锥形瓶(内加供试液)；D. 恒温水浴

(9) 取样：以 5ml/min 流速循环 10min 后，将流速调节为 2.5ml/min，立即自供试液锥形瓶中取两份(1ml 和 0.5ml 各一份)，分别作为磺胺嘧啶和酚红零时间样品，另向瓶中补加 2ml 酚红液(20μg/ml)，其后于 15min、30min、45min、60min、75min、90min、105min、120min 按同法取样及补加酚红液，共取样 9 次，停止循环。

3. 含量测定

(1) 标准曲线的制作

1) 磺胺嘧啶的标准曲线：吸取供试液 2ml、4ml、6ml、8ml、10ml，分别置于 10ml 容量瓶中，加蒸馏水定容，摇匀，制备浓度为 4μg/ml、8μg/ml、12μg/ml、16μg/ml、20μg/ml 的磺胺嘧啶对照液；吸取该对照液各 1ml，分别置于 10ml 带塞试管中，加入 1mol/L HCl 溶液 5ml，摇匀，加 0.1% NaNO₂ 溶液 1ml，摇匀，放置 3min，加 0.5%氨基磺酸铵(NH₂SO₃NH₄)溶液 1ml，摇匀，放置 3min，再加 0.1%二盐酸萘基乙二胺乙醇溶液 2ml，摇匀，放置 20min。照紫外-可见分光光度法[《中国药典》(四部)2015 年版 38 页]，在 550nm 波长处测定吸光度。以吸光度(A)对浓度(C)回归，得到磺胺嘧啶的标准曲线方程。

2) 酚红的标准曲线：精密称取酚红 25mg，置于 250ml 容量瓶中，加蒸馏水溶解并定容，摇匀，作为储备液；吸取该储备液 1ml、2ml、3ml、4ml、5ml、6ml，分别置 10ml 容量瓶中，加蒸馏水定容，摇匀，制备浓度为 10μg/ml、20μg/ml、30μg/ml、40μg/ml、50μg/ml、60μg/ml 的酚红对照液；再分别吸取该对照液 0.5ml，置于 10ml 带塞试管中，加 0.2mol/L NaOH 溶液 5ml，摇匀。照紫外-可见分光光度法[《中国药典》(四部)2015 年版 38 页]，在 555nm 波长处测定吸光度。以吸光度(A')对浓度(C')回归，得到酚红的标准曲线方程。

(2) 样品测定

1) 磺胺嘧啶的测定：取样品 1ml，置于 10ml 带塞试管中，加入 1mol/L HCl 溶液 5ml，摇匀，以下步骤按磺胺嘧啶标准曲线项下操作，在 550nm 波长处测定吸光度(A)。

2) 酚红的测定：取样品 0.5ml，置于 10ml 带塞试管中，加入 0.2mol/L NaOH 溶液 5ml，摇匀，在 555nm 波长处测定吸光度(A')。

4. 操作要点和注意事项

(1) 在大鼠麻醉前应做好一切准备工作。如手术器械的准备，水浴温度的调节，试药配制并放在近处，蠕动泵流速的调节等。如果蠕动泵上未标出流速，可用量筒接流出液(蒸馏水)的方式确定流速。

(2) 由于小肠很细，小肠两端插上玻璃插管后再洗涤非常容易堵塞，为防止出现该问题，可先将十二指肠端插上玻璃插管并扎紧，回肠端找好后先用手术线扎紧(为方便以后找切口的位置)，然后在扎线处切一个小口。将已预热至 37℃的生理盐水从十二指肠端插管处注入，使之流经小肠管，将肠管内容物洗涤至净，再在回肠端切口处插上玻璃插管并扎紧。

(3) 插玻璃插管时应注意插入的方向，在十二指肠端应向下插，回肠端则应向上插，以构成回路。

(4) 磺胺嘧啶的测定中，加入 5% $NH_2SO_3NH_4$ 溶液后，要充分振摇至无气泡发生为止。

(5) 磺胺嘧啶比色测定空白对照液的制备：取酚红液(20μg/mL)1ml，置于 10ml 带塞试管中，加入 1mol/L HCl 溶液 5ml，摇匀，以下步骤按磺胺嘧啶标准曲线方法操作。

(6) 酚红比色测定的空白对照液为 0.2mol/L NaOH 溶液。

六、实验结果与讨论

1. 求取磺胺嘧啶与酚红的标准曲线方程　将测得的各浓度磺胺嘧啶和酚红标准液的吸光度值分别填入表 1-1 和表 1-2，并求出磺胺嘧啶和酚红的标准曲线回归方程和相关系数。

表 1-1　磺胺嘧啶对照液的吸光度值

磺胺嘧啶浓度(C)(μg/ml)	4	8	12	16	20
吸光度(A)					

表 1-2　酚红对照液的吸光度值

酚红浓度(C')(μg/ml)	10	20	30	40	50	60
吸光度(A')						

2. 磺胺嘧啶和酚红样品浓度的计算　根据磺胺嘧啶和酚红的标准曲线方程，分别计算出磺胺嘧啶和酚红样品的浓度，并填于表 1-3 中。

表 1-3　大鼠在体小肠吸收量的计算

取样时间(h)	磺胺嘧啶 吸光度 A	浓度 C(μg/ml)	酚红 吸光度 A'	浓度 C'(μg/ml)	供试液体积(ml)	剩余药量 X(μg)	$\ln X$
循环前	A_0	C_0	A_0'	C_0'	$V_0=85$	$X_0=C_0V_0$	$\ln X^0$
0	A_1	C_1	A_1'	C_1'	$V_1=\dfrac{C_0'V_0}{C_1'}$	$X_1=C_1V_1$	$\ln X^1$
0.25	A_2	C_2	A_2'	C_2'	$V_2=\dfrac{(V_1-1.5)C_1'+40}{C_2'}$	$X_2=V_2C_2+1.5C_1$	$\ln X^2$
0.5	A_3	C_3	A_3'	C_3'	$V_3=\dfrac{(V_2-1.5)C_2'+40}{C_3'}$	$X_3=V_3C_3+1.5(C_1+C_2)$	$\ln X^3$
…	…	…	…	…	…	…	…
t_n	A_n	C_n	A_n'	C_n'	$V_n=\dfrac{(V_{n-1}-1.5)C_{n-1}'+40}{C_n'}$	$X_n=V_nC_n+1.5\sum_{i=1}^{n-1}C_i$	$\ln X^n$

3. 不同时间磺胺嘧啶剩余量的计算　按表 1-3 中公式计算出不同时间的剩余药量，并求得剩余药量的对数值。

4. k_a 和 $t_{1/2(\alpha)}$ 的计算　以剩余药量的对数($\ln X$)对相应的时间(t)作图，可得一条直线，由直线的斜率求出 k_a，并计算得 $t_{1/2(\alpha)}$。

七、思　考　题

1. 在体吸收试验法的特点是什么？影响试验结果的主要因素有哪些？

2. 供试液中为什么要加酚红？

参 考 文 献

刘建平，2007. 生物药剂学实验与指导. 北京：中国医药科技出版社.
刘建平，2016. 生物药剂学与药物动力学. 5 版. 北京：人民卫生出版社.
印晓星，杨帆，2017. 生物药剂学与药物动力学(案例版). 2 版. 北京：科学出版社.

(胡巧红)

实验 2 外翻肠囊法测定磺胺嘧啶的肠吸收

一、预 习 要 求

1. 了解口服吸收药物的体外吸收实验研究方法——外翻肠囊法。

2. 复习有关消化道的生理解剖和口服药物的肠内吸收的知识。

3. 熟悉磺胺嘧啶和酚红的测定方法和原理。

二、实 验 目 的

1. 掌握大鼠外翻肠囊法研究药物吸收的基本操作和方法。

2. 掌握药物在小肠吸收的机制，研究药物透过肠壁的速率和程度的方法，以及药物肠吸收率和肠吸收速率的求算。

三、实 验 原 理

小肠具有丰富的毛细血管和很大的有效吸收面积，是口服药物吸收的主要部位。研究口服药物吸收的常用方法包括体外法(*in vitro*)、在体法(*in situ*)和体内法(*in vivo*)等。体外法包括离体肠段法、离体肠外翻囊技术、离体细胞法和 Caco-2 细胞模型法等。体外法简便易行，重复性好，实验条件便于控制，可用于初步模拟口服药物的体内吸收情况，探明其小肠吸收的机制和动力学。

外翻肠囊法是一种广泛应用于肠吸收的研究方法，可用于测定药物对肠膜的通透性和研究药物跨生物膜的转运机制。它是将实验动物进行麻醉或处死，开腹取出小肠，去除肠系膜，冲洗肠囊内容物，然后将其在钝头的玻璃棒或金属棒上进行外翻，使黏膜侧在外，浆膜侧在内，小肠一端结扎，另一端固定于取样口，实验过程中，小肠囊置于含有充足氧气的药物 Krebs-Ringer 缓冲液中，定时从肠管内外两侧取样，测定药物的浓度变化。考虑到小肠离体后的组织活性问题，取样时间一般在 2h 以内。

外翻肠囊法在 1954 年由 Wilson 等学者首次报道并用以物质跨膜转运的研究。他们首先研究了小肠各部位的呼吸作用和糖酵解作用。结果表明，由于小肠各部位的肠壁厚度不同，所以呼吸作用和糖酵解作用的强弱也各异。虽然肠壁厚度以十二指肠最厚，回肠最薄，但回肠的巴斯德效应(Pasteur effect，无氧条件下乳酸的增加量)比十二指肠和空肠大。同时，他们研究了葡萄糖与甲硫氨酸的吸收机制，结果表明，有氧条件下，葡萄糖和甲硫氨酸通过主动运输方式从黏膜液进入浆膜液，并伴有水的转运；无氧条件下主动运输停止。后续的外翻肠囊法研究发现 L-脯氨酸、L-组氨酸、L-甲硫氨酸和甘氨酸的吸收方式是主动运输，以甘氨酸和 L-脯氨酸的吸收速度较快；L-鸟氨酸、L-谷氨酸和 L-赖氨酸的吸收方式不是逆浓度梯度转运；并且氨基酸间存在竞争机制，但非主动转运的氨基酸与主动吸收的氨基酸间没有竞争。

本实验采用外翻肠囊法研究磺胺嘧啶在小肠的吸收情况。小肠在吸收过程中，不仅吸收药物，也吸收水分，导致供试液体积不断减少，肠囊内体积不断增加，如果直接使用测得药物浓度进行计算，将产生误差。为了校正水分子通过肠壁的进出对肠囊内浆膜液体积的影响，实验中可在浆膜液中加入酚红，酚红不易被离体小肠吸收，在一定间隔时间测药物浓度的同时，也测定酚红的浓度，由酚红浓度先计算出不同时间小肠肠囊内浆膜液的体积，再根据测定的药物的浓度，就可以求出不同时间小肠吸收的药量。

四、仪器、材料与动物

1. 仪器   紫外分光光度计、分析天平、恒温水浴锅、气瓶、表面皿、玻璃棒、锥形瓶(150ml)、烧杯(250ml)、移液管(0.5ml、1ml、2ml、5ml、10ml)、量筒(100ml)、注射器(1ml、20ml)、带塞试管(10ml)、容量瓶(10ml、100ml、250ml、1000ml)、滴管、洗耳球、手术剪、止血钳、普通中号镊子、固定台、手术线、棉线。

2. 药品与试剂

(1) 磺胺嘧啶(sulfadiazine)。

(2) 酚红。

(3) 生理盐水。

(4) Krebs-Ringer 试液(pH 7.4)：称取氯化钠 7.8g、氯化钾 0.35g、氯化钙 0.37g、碳酸氢钠 1.37g、磷酸二氢钠 0.32g、氯化镁 0.02g、葡萄糖 1.4g，加蒸馏水适量溶解使成 1000ml。

(5) 0.1% $NaNO_2$ 溶液：称取亚硝酸钠 0.1g，置于 100ml 容量瓶中，加蒸馏水溶解并定容，摇匀(置于冰箱中保存)。

(6) 0.5% $NH_2SO_3NH_4$ 溶液：称取氨基磺酸铵 0.5g，置于 100ml 容量瓶中，加蒸馏水溶解并定容，摇匀(置于冰箱中保存)。

(7) 0.1%二盐酸萘基乙二胺乙醇溶液：称取二盐酸萘基乙二胺 0.1g 于 100ml

容量瓶中，加乙醇适量溶解，并用乙醇定容，摇匀(置于冰箱中保存)。

(8) 1mol/L HCl 溶液：取浓盐酸 9ml，置于 100ml 容量瓶中，加蒸馏水溶解并定容，摇匀。

(9) 0.2 mol/L NaOH 溶液：称取氢氧化钠 0.8g，加蒸馏水适量溶解后，转移至 100ml 容量瓶内，用蒸馏水定容，摇匀。

(10) 1% 戊巴比妥钠溶液：称取戊巴比妥钠 1g，置于 100ml 容量瓶中，加蒸馏水溶解并定容，摇匀。

3. 动物　SD 大鼠，体重约 200g，禁食一夜(自由饮水)。

五、实 验 内 容

1. 供试液与酚红液的配制

(1) 供试液(磺胺嘧啶浓度 20μg/ml)：精密称取磺胺嘧啶 20mg、置于 1000ml 容量瓶中，加 Krebs-Ringer 试液使溶解并定容，摇匀。

(2) 酚红液(20μg/ml)：精密称取酚红 20mg，置于 1000ml 容量瓶中，加 Krebs-Ringer 试液使溶解并定容，摇匀。

2. 外翻肠囊法实验操作

(1) 恒温水浴调节：将水浴温度调节为(37±0.5)℃。

(2) 大鼠麻醉：取实验前禁食一夜的雄性大鼠一只，按 40mg/kg 体重腹腔注射戊巴比妥钠麻醉，并固定于固定台上。

(3) 沿腹部正中线打开腹腔，迅速取出约 20cm 空肠段，处死大鼠。

(4) 用 Krebs-Ringer 试液(pH 7.4，37℃，通氧气)将肠段冲洗干净，等分为三段，放置于含 Krebs-Ringer 试液(pH 7.4，37℃，通氧气)的表面皿中。

(5) 用钝头玻璃棒小心将肠管翻转，使黏膜侧朝外，先结扎肠囊的一端，小心去除多余的组织，然后向浆膜腔内注入 0.5ml 酚红液的 Krebs-Ringer 缓冲液(pH 7.4，37℃，通氧气)，然后将肠囊另一端固定于取样口。

(6) 将肠囊分别放入 5ml 供试液中(磺胺嘧啶浓度 20μg/ml，Krebs-Ringer 缓冲液，pH 7.4，37℃，通氧气)，在设定的培养时间结束时取出肠囊，收集肠囊中的灌注液，过滤去除杂质后，用紫外分光光度计测量酚红和磺胺嘧啶的吸光度(图 2-1)。

(7) 取出肠囊，冲洗后剖开，平铺于坐标纸上，计算空肠面积。

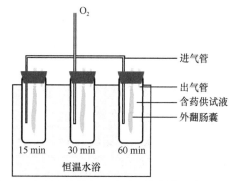

图 2-1　大鼠离体外翻肠囊法测定药物吸收实验装置

3. 含量测定

(1) 标准曲线的制作

1) 磺胺嘧啶的标准曲线：吸取供试液 2ml、4ml、6ml、8ml、10ml，分别置于 10ml 容量瓶中，加蒸馏水定容，摇匀，制备浓度为 4μg/ml、8μg/ml、12μg/ml、16μg/ml、20μg/ml 的磺胺嘧啶对照液；吸取该对照液各 1ml，分别置于 10ml 带塞试管中，加入 1mol/L HCl 溶液 5ml，摇匀，加 0.1% $NaNO_2$ 溶液 1ml，摇匀，放置 3min，加 0.5% $NH_2SO_3NH_4$ 溶液 1ml，摇匀，放置 3min，再加 0.1%二盐酸萘基乙二胺溶液 2ml，摇匀，放置 20min。照紫外-可见分光光度法[《中国药典》(四部)2015 年版 38 页]，在 550nm 波长处测定吸光度。以吸光度(A)对浓度(C)回归，得到磺胺嘧啶的标准曲线方程。

2) 酚红的标准曲线：精密称取酚红 25mg，置于 250ml 容量瓶中，加蒸馏水溶解并定容，摇匀，作为储备液；吸取该储备液 0.5ml、1ml、2ml、3ml、4ml、5ml，分别置 10ml 容量瓶中，加蒸馏水定容，摇匀，制备浓度为 5μg/ml、10μg/ml、20μg/ml、30μg/ml、40μg/ml、50μg/ml 的酚红对照液；再分别吸取该对照液 0.5ml，置于 10ml 带塞试管中，加 0.2mol/L NaOH 溶液 5ml，摇匀。照紫外-可见分光光度法[《中国药典》(四部)2015 年版 38 页]，在 555nm 波长处测定吸光度。以吸光度(A′)对浓度(C′)回归，得到酚红的标准曲线方程。

(2) 样品测定

1) 磺胺嘧啶的测定：取样品 1ml，置于 10ml 带塞试管中，加入 1mol/L HCl 溶液 5ml，摇匀，以下步骤按磺胺嘧啶标准曲线项下操作，在 550nm 波长处测定吸光度(A)。

2) 酚红的测定：取样品 0.5ml，置于 10ml 带塞试管中，加入 0.2mol/L NaOH 溶液 5ml，摇匀，在 555nm 波长处测定吸光度(A′)。

4. 操作要点和注意事项

(1) 磺胺嘧啶的测定中，加入 0.5% $NH_2SO_3NH_4$ 溶液后，要充分振摇至无气泡发生为止。

(2) 磺胺嘧啶比色测定空白对照液的制备：取酚红液(20μg/ml)1ml，置于 10ml 带塞试管中，加入 1mol/L HCl 溶液 5ml，摇匀，以下步骤按磺胺嘧啶标准曲线方法操作。

(3) 酚红比色测定的空白对照液：为 0.2mol/L NaOH 溶液。

(4) 肠细胞的活性是实验成败的关键，小肠取出与放入培养液的时间间隔要尽可能短，肠系膜去除、小肠冲洗、小肠结扎等整个准备过程不应超过 15min。在大鼠麻醉前应做好一切准备工作，如手术器械的准备，水浴温度的调节，试药配制并放在近处等。

(5) 实验中所用器具和材料必须无菌，配制培养液的用水为玻璃蒸馏器制备的三蒸水(蒸馏 3 次)，实验温度为动物体温。

(6) 小肠内的活性酶在实验过程中可能会酸化培养液，实验过程中要留意培养液的 pH，防止 pH 的剧烈变化。

(7) 含 95%O_2 和 5%CO_2 混合气体：在实验过程中，混合气体的供给量应充足，1min 供给 2~4ml 气体即可满足实验要求。

六、实验结果与讨论

1. 磺胺嘧啶和酚红的标准曲线回归方程和相关系数　求取磺胺嘧啶与酚红的标准曲线回归方程将测得的各浓度磺胺嘧啶和酚红标准液的吸光度值分别填入表 2-1 和表 2-2，并求出磺胺嘧啶和酚红的标准曲线回归方程和相关系数。

表 2-1　磺胺嘧啶对照液的吸光度值

磺胺嘧啶浓度(C)(μg/ml)	4	8	12	16	20
吸光度(A)					

表 2-2　酚红对照液的吸光度值

酚红浓度(C')(μg/ml)	5	10	20	30	40	50
吸光度(A')						

2. 磺胺嘧啶和酚红样品浓度的计算，外翻肠囊药物吸收量、吸收率和吸收速率的计算　根据磺胺嘧啶和酚红的标准曲线方程，分别计算出磺胺嘧啶和酚红样品的浓度，并填于表 2-3 中。

表 2-3　大鼠离体外翻肠囊药物吸收量、吸收率和吸收速率的计算

	取样时间(h)			
	0	0.25	0.5	1
酚红吸光度(A')				
酚红浓度(C')(μg/ml)				
肠囊内液终体积(ml)				
磺胺嘧啶吸光度(A)				
磺胺嘧啶浓度(C)(μg/ml)				
吸收药量 X(μg)				
磺胺嘧啶吸收率(%)				
磺胺嘧啶吸收速率[μg/(min·cm²)]				

注：肠囊内液终体积(ml)= [酚红初始浓度(μg/ml)× 肠囊内初始体积(ml)]/实验结束后的酚红浓度(μg/ml)。

磺胺嘧啶吸收率(%)= [肠囊内磺胺嘧啶浓度(μg/ml)× 肠囊内液终体积(ml)]/[供试液磺胺嘧啶浓度(μg/ml)× 5(ml)] × 100%。

磺胺嘧啶吸收速率[μg/(min·cm²)] = [肠囊内磺胺嘧啶浓度(μg/ml)× 肠囊内液终体积(ml)]/[培养时间(min)× 肠囊面积(cm²)]。

七、思　考　题

1. 测定小肠吸收有哪些常用的实验方法，各有何优缺点？

2. 离体外翻肠囊法测定药物的肠吸收的优势和局限性是什么？影响试验结果的主要因素有哪些？

3. 肠囊液中为什么要加酚红？

参 考 文 献

刘建平，2007. 生物药剂学实验与指导. 北京：中国医药科技出版社.

刘建平，2016. 生物药剂学与药物动力学. 5 版. 北京：人民卫生出版社.

谭珏，2013. 基于外翻肠囊法的补锌制剂生物利用率评价研究. 杭州：浙江工商大学.

徐运杰，方热军，2009. 外翻肠囊法的应用研究. 饲料研究，2：9.

印晓星，杨帆，2017. 生物药剂学与药物动力学(案例版). 2 版. 北京：科学出版社.

Wilson TH，Wiseman G，1954. The use of sacs of everted small intestine for the study of the transference of substances from the mucosal to the serosal surface. The Journal of physiology，123：116-125.

(张　楠)

实验 3　药物的体内分布实验

一、预 习 要 求

1. 了解小鼠麻醉、尾静脉注射及解剖分离组织等基本实验技能。

2. 熟悉组织匀浆样品处理方法。

3. 熟悉高效液相色谱法（HPLC）的测定原理。

二、实 验 目 的

1. 掌握药物在体内的分布动力学规律以及影响药物分布的因素。

2. 掌握体内药物分布的测定方法及其原理。

3. 掌握高效液相色谱法测定组织匀浆液中药物浓度的方法。

三、实 验 原 理

药物体内分布是指药物经吸收进入体循环后，穿透组织膜屏障并转运到组织中的动态过程。药物需被转运到靶点部位并达到一定浓度以发挥其药理作用，而药物在全身分布的规律决定了药物在靶器官的浓度。因此，药物分布在一定程度上决定着其药理作用的强度及持续时间。由此可见，研究药物在体内的分布规律，对于预测其在体内的药动学和药效学行为来说是十分必要的。然而，药物在体内的分布多数是不均匀的，且受到多种因素的影响，处于动态平衡中，随着药物的吸收和消除而不断变化着。影响药物分布的因素主要有以下几方面。

1. 药物的理化性质 简单扩散是大多数药物透过细胞膜的主要方式，而药物的理化性质与这种被动转运方式的效率密切相关。通常来说，小分子脂溶性的非解离型药物分子更容易通过细胞膜微孔或膜的类脂质双分子层而分布到各组织器官中。因此，药物分子的大小、脂溶性、解离度、酸碱性、稳定性等，均会影响药物的分布。另外，药物的化学结构和立体构象也会影响细胞膜上转运体对药物的主动转运。

2. 药物与血浆蛋白的结合 药物进入血液后可能与血浆蛋白结合形成结合型药物。一般认为，药物与血浆蛋白结合后难以通过血管壁，几乎无法向组织器官内分布并产生药效。同时，血浆蛋白通过与药物相结合，改变游离型药物的浓度，影响药物的吸收和排泄等药动学过程。此外，对于血浆蛋白结合率高的药物，在给药剂量增大或者同时服用另一种蛋白结合能力更强的药物后，由于血浆蛋白被饱和或竞争作用，使得游离型药物浓度急剧变动，改变药物分布，进而使药理作用显著增强，甚至会导致某些毒性反应较强的药物发生用药安全问题。

3. 药物与组织的亲和力 除血浆蛋白外，药物还能与体内其他物质如各组织细胞内的多糖、脂质、蛋白质、脱氧核糖核酸等高分子物质发生可逆的非特异性结合，这种结合的强弱反映了药物与组织的亲和力以及药物的靶向性。药物在组织和血液中的分布保持着动态平衡，这表明组织中高分子物质与药物的结合，能起到贮存药物、延长药物作用时间的作用；另一方面，药物与组织亲和力过强，难以向血液内转运，会使得药物在组织内大量分布和蓄积，导致一系列毒性反应。因此，药物和组织的亲和力也是影响体内药物分布的重要因素之一。

4. 组织器官血流量　对于易跨膜转运的小分子脂溶性药物，组织器官的血流灌注速率是其分布的主要限速因素。血流量大、血液循环好的器官和组织，药物的转运速率和转运量相应较大。通常来说，心、肺、脑、肝、肾等组织器官血流灌注速率较大，药物分布能较快达到平衡；肌肉、皮肤次之；脂肪和结缔组织则最慢。根据药物在不同组织器官中分布速率的差异可将机体视为一室或多室模型来研究药物分布的规律。

5. 细胞膜屏障　血脑屏障、胎盘屏障等细胞膜屏障是影响药物分布的重要因素。以血脑屏障为例，它由单层脑毛细血管内皮细胞及细胞间的紧密连接组成，存在于血液循环和脑实质之间，限制着内源性、外源性物质的交换。由于血脑屏障的存在，许多分子较大、极性较强的药物分子如蛋白、基因药物，水溶性的抗生素等难以向中枢神经系统分布，成为中枢神经系统疾病治疗的主要障碍；反之，小分子脂溶性药物如罗匹尼罗等则较容易跨血脑屏障向脑内分布，进而发挥药效。此外，机体的病理状况及药物相互作用等都可影响药物的分布。

磺胺嘧啶钠是磺胺类广谱抗菌药，具有较强的抗菌活性，对革兰氏阳性及阴性菌均有抑制作用，可用于脑膜炎双球菌、肺炎链球菌、淋球菌、溶血性链球菌感染的治疗，其抗菌机制为通过竞争性地抑制二氢叶酸合成酶的活性来阻碍叶酸的合成，进而减少了具有代谢活性的四氢叶酸的量，从而抑制细菌的生长繁殖。在药物动力学方面，磺胺嘧啶钠可轻易透过血-脑脊液屏障，在某些脑膜炎患者的脑脊液中药物浓度可达血药浓度的80%。磺胺嘧啶钠易在肝脏蓄积，过量的药物甚至会造成肝毒性，引发黄疸、肝功能减退乃至急性肝坏死等；同时，磺胺嘧啶钠在肾及尿道可能出现原药乙酰化物结晶而导致结晶尿甚至血尿等。因此，对磺胺嘧啶钠体内分布情况进行研究从而优化给药方案，可提高其药效，减少毒性反应的发生。

药物需要分布到组织器官中才能产生药效；同时，药物在组织中的蓄积可能产生毒性反应。因此药物体内分布研究可以为药效学和药物的安全性评价提供重要的信息。在本实验中，通过小鼠尾静脉注射给予磺胺嘧啶钠，然后在固定时间点采集血浆及相关的组织器官，经过一系列处理后通过 HPLC 测定其中药物的浓度，从而评价实验动物体内药物分布情况，如药物的主要累积器官或组织和累积程度等。

四、仪器、材料与动物

1. 仪器　分析天平、烧杯(250ml)、EP 管(0.5ml、1.5ml)、10ml 离心管、注射器(1ml、5ml)、容量瓶(25ml)、手术剪、普通中号镊子、手术布、滤纸、移液器(100μl、1000μl)、涡旋仪、匀浆机、高速离心机、高效液相色谱仪。

2. 材料　磺胺嘧啶钠(sulfadiazine sodium，SD-Na)、肝素钠溶液(500 U/ml)、生理盐水、25%(w/v)乌拉坦、甲醇。

3. 动物　SPF 级昆明小鼠，体重 20～25 g。

五、实　验　内　容

1. 磺胺嘧啶钠标准曲线校正标样的制备　取小鼠 3 只，称重后用右手抓取鼠尾，左手拇指和示指抓住两耳和颈部皮肤以固定小鼠，将鼠体置于左手心中，拉直后肢，以环指按住鼠尾，小指按住后腿，腹腔注射 25%乌拉坦(0.5ml/100g)。待小鼠完全麻醉后，剪开胸部皮肤，取 1ml 注射器，于第 3、4 肋骨间刺入心脏进行取血，进针深度约为 0.8cm，收集血液至肝素化的 1.5ml EP 管中，3000r/min 离心 10min 取上清液待用。取血完毕后，于胸骨角下 0.5cm 处开口，打开胸腹腔，暴露心脏和肝脏；然后，用 5ml 注射器吸取生理盐水，刺入左心室并缓慢注入生理盐水，进行心脏灌流，重复此操作至肝脏呈土黄色；最后依次取出小鼠脑、肝、脾、肺、肾、心脏、胃、小肠、骨骼肌、脂肪组织等，用生理盐水洗净后，再用滤纸吸干，精确称量并记录各组织的重量，随后按重量体积比 1∶3 加入生理盐水进行匀浆，得到各组织匀浆液，待用。

精密称取磺胺嘧啶钠标准品 50mg 于 25ml 容量瓶中，用甲醇溶解并稀释至刻度，即得 2mg/ml 的磺胺嘧啶钠储备液，4℃下避光保存。取磺胺嘧啶钠母液，用 50%的甲醇逐级稀释成最终浓度分别为 10μg/ml、20μg/ml、50μg/ml、100μg/ml、200μg/ml、500μg/ml 的磺胺嘧啶钠标准曲线工作液。分别取上述工作液 10μl，加入 90μl 空白血浆或组织匀浆液混匀，再加入 500μl 甲醇以沉淀蛋白，涡旋 5min，15 000r/min 离心 15min，取上清液 300μl 于 0.5ml EP 管中，即得到浓度分别为 1μg/ml、2μg/ml、5μg/ml、10μg/ml、20μg/ml、50μg/ml 磺胺嘧啶钠的校正标样。

2. 磺胺嘧啶钠组织分布实验 取小鼠 3 只，随机编号，称重，腹腔注射 25% 乌拉坦(0.5ml/100g)，待小鼠完全麻醉后，进行尾静脉注射。小鼠尾部共有 4 根血管，其中腹侧为动脉，背侧和两侧血管为静脉，常用作尾静脉注射的为较为浅表的两侧静脉。本实验中，给药剂量为 100mg/kg 磺胺嘧啶钠，其中磺胺嘧啶钠溶液浓度为 10mg/ml，用生理盐水溶解。注射前，小鼠尾部用乙醇擦拭或用 45～50℃ 的温水浸润半分钟使血管扩张(也可用 1m 距离外红外灯烤半小时)，使表皮角质软化。左手拇指和示指捏住鼠尾两侧，使静脉充盈，用中指从下面托起尾巴，以环指和小指夹住尾巴的末梢，右手持注射器，从尾下 1/4 处(距尾尖 2～3cm 处)水平进针。注射时，先缓注少量药液，如若无阻力，说明针头已进入静脉，可继续注入。注射完毕后将尾部向注射侧弯曲以止血并开始计时，分别于计时开始后 5min、30min、60min 按"1. 磺胺嘧啶钠标准曲线校正标样的制备"项下方法处置小鼠，得到血浆及各组织匀浆液。分别取 100μl 上述血浆或组织匀浆液，加入 500μl 甲醇，涡旋 5min 后 15 000r/min 离心 15min，取上清液，待测。

3. 标准曲线溶液及样品的 HPLC 测定

(1) 色谱条件

预柱：C18 保护柱(4.6mm×25mm，10μm)。

色谱柱：Welch Ultimate LP C18 column(4.6mm×250mm，5μm)。

流动相：甲醇：水(65：35，V/V)。

柱温：30℃。

检测波长：254nm。

流速：1.0ml/min。

进样量：20μl。

分析时长：10min。

(2) 将上述标准曲线工作溶液及组织分布样品手动进样进行 HPLC 分析，记录主药吸收峰的保留时间及峰面积。绘制标准曲线时，以磺胺嘧啶钠标准溶液浓度(C)为横坐标，药物吸收峰面积(A)为纵坐标，采用最小二乘法进行线性回归，得标准曲线方程。最后，将测得的各血浆和组织匀浆液样品的主药峰面积代入标准曲线方程中，计算得到各样品中药物的浓度。

4. 操作要点和注意事项

(1) 抓取小鼠时注意固定其颈背部皮肤，防止被其咬伤。

(2) 腹腔注射麻醉剂时，应先倒抽注射器，若没有回血方可继续注射。

(3) 尾静脉注射时，应排尽注射器内的气泡，如需反复注射，则应从小鼠尾巴远心端处开始，之后向近心端方向移动注射。注射完毕后，应先用棉花按压伤口，再拔针，以免药液漏出。

(4) 每取一个器官，都应擦拭干净镊子等器具后再取下一个，避免器具上的药物残留影响测定结果。

(5) 配制样品，取上清液时不得吸起底部沉淀，否则可能会堵塞色谱柱。

(6) 手动进样时，为了定量准确，所吸取的样品体积应略大于进样体积，同时进样前应排出进样针内的气泡。

六、实验结果与讨论

1. 标准曲线回归方程、药物浓度和相关系数　将测得各个校正标样的药物峰面积填入表 3-1，并计算出标准曲线回归方程、药物浓度和相关系数。

表 3-1　组织匀浆液中的标准曲线绘制

校正标样浓度(μg/ml)	峰面积	药物浓度	准确度
2			
5			
10			
20			
50			

标准曲线回归方程：_____

相关系数：_____

2. 组织样品中磺胺嘧啶钠浓度的计算　根据上表中的标准曲线方程，计算出各组织和血浆样品中磺胺嘧啶钠的浓度并填入表 3-2。

表 3-2　小鼠组织样品在每个采集点的测量数据

组织	时间(min)	质量(g)	峰面积	匀浆液药物浓度(μg/ml)	药物在组织中的浓度(μg/g)
脑	5				
	30				
	60				
肝	5				
	30				
	60				
脾	5				
	30				
	60				
肺	5				

续表

组织	时间(min)	质量(g)	峰面积	匀浆液药物浓度(μg/ml)	药物在组织中的浓度(μg/g)
肺	30				
	60				
肾	5				
	30				
	60				

七、思 考 题

1. 实验中处置小鼠时进行心脏灌流的目的是什么?

2. 分析磺胺嘧啶钠在小鼠各组织中分布特点,并说明其组织分布的特点可能对其药动学过程及药效产生的影响。

3. 组织分布研究有何临床意义?

参 考 文 献

刘建平,2007. 生物药剂学实验与指导. 北京:中国医药科技出版社.

刘建平,2016. 生物药剂学与药物动力学. 5 版. 北京:人民卫生出版社.

秦川,2015. 实验动物学. 2 版. 北京:人民卫生出版社.

印晓星,杨帆,2017. 生物药剂学与药物动力学(案例版). 2 版. 北京:科学出版社.

(黄建耿)

实验 4 药物的血浆蛋白结合率测定

一、预 习 要 求

1. 了解药物血浆蛋白结合率的研究方法。

2. 熟悉有关动物实验的基本操作。

3. 复习高效液相色谱法(HPLC)的测定原理和方法。

二、实 验 目 的

1. 掌握平衡透析法测定药物血浆蛋白结合率的方法与原理。

2. 掌握高效液相色谱法(HPLC)测血浆中药物浓度的方法。

三、实 验 原 理

药物血浆蛋白结合率是指药物与血浆蛋白结合的量占药物总浓度的百分率，是药物代谢动力学的重要参数之一。一般认为，药物与血浆蛋白结合成为复合体后不能跨膜转运，只有游离型药物才能通过脂膜向组织扩散、被肾小管滤过、被肝脏代谢以及与相应受体结合继而产生药效，因此血中游离型药物浓度是决定体内药物处置、继而影响药效的重要因素之一。对于血浆蛋白结合率高于90%且治疗窗窄的药物，应进行体外药物竞争结合试验，即选择临床上有可能合并使用的高蛋白结合率药物，考察其对所研究药物蛋白结合率的影响。

血浆蛋白结合的研究内容包括结合机制、潜在的结合相互作用、血浆蛋白结合对膜转运的影响等。在新药的血浆蛋白结合研究中，以血浆蛋白结合率测定为主要目的。血浆蛋白结合率的测定可采用多种方法，如平衡透析法、超过滤法、凝胶过滤法及光谱法等。

平衡透析法、超过滤法以及凝胶过滤法的原理都是根据分子量将结合型药物与游离型药物分开。其中，平衡透析法测定时常采用半透膜将药物和蛋白分在两个小室内，只有药物小分子可以透膜，达到平衡后测量两室内药物的浓度，这种方法受实验因素的干扰很小，常被认为是研究药物-蛋白结合的经典参比方法。但该法也存在一些缺点：①透析平衡时间较长；②血浆和缓冲液的 pH 以及离子强度必须严格控制；③易受稀释作用、Gibbs-Donnan 效应以及体积迁移效应的影响；④非特异性的透析设备表面的药物吸附效应。为了缩短检测时间，提高样品分析的通量，目前常采用96孔平衡透析装置进行血浆蛋白结合率的测定。该装置的独特设计使得表面积/体积达到最大化，测定方法得以自动化，并且能够减少非特异性的透析设备表面的药物吸附，加速待测样品的溶解，缩短平衡时间。

超滤法可选截留不同分子量的超滤管，药物与蛋白混合液加在上室内开始离心，只有游离型药物能进入超滤管底部。这种方法的设备简单、操作方便、不受稀释效应和体积迁移效应的影响，最大优点是实现血浆中游离型药物的快速分离，加之与高灵敏度的液-质联用检测技术相结合，超滤法已被广泛运用于大规模生物样品的游离型药物浓度分析。此法也存在一定弊端：①分离过程中结合平衡不稳定；②对高蛋白结合率药物的游离浓度难以准确检测；③结合药物在透过滤膜时会出现泄漏；④超滤装置对药物具有吸附性。目前的超滤法在传统的基础上进行了优化，解决了可溶性差以及药物的吸附问题，特别适用于先导化合物的优化。

凝胶过滤是利用分析筛原理,将小分子药物和大分子蛋白及蛋白-药物复合物分离,继而测定游离药物的浓度,该方法操作条件比较温和,可在相当广的温度范围下进行,不需要有机溶剂,并且对分离成分理化性质的保持有独到之处。而光谱法则是通过蛋白与药物结合后的光吸收改变来测定与蛋白结合的药物的量,这种方法只在特殊的情况下才能使用。

在测定药物的血浆蛋白结合率时,根据药物的理化性质及试验条件,可选择使用一种方法进行至少 3 个浓度(包括有效浓度)的血浆蛋白结合试验,每个浓度至少重复试验 3 次,以确定药物的血浆蛋白结合率是否有浓度依赖性和种属差异。本实验综合考虑国内实验室的现有条件,采用平衡透析法考察药物的血浆蛋白结合率,即将蛋白置于一个隔室内,用半透膜将此隔室与另一隔室隔开。蛋白等大分子不能通过此半透膜,但系统中游离型药物小分子可自由通过。当达到平衡时通过 HPLC 测定透析内外的总浓度 C_t 及游离药物浓度 C_f,再通过下式计算得到药物血浆蛋白结合率:

$$F_u = \frac{C_f}{C_t} \tag{1}$$

$$PB_{plasma}(\%) = (1 - F_u) \times 100\% \tag{2}$$

四、仪器、材料与动物

1. 仪器 高效液相色谱仪、透析袋、分析天平($1/1 \times 10^5$)、转子、烧杯(250ml)、移液管(0.5ml、1ml、2ml、5ml、10ml)、量筒(10ml、50ml、100ml)、注射器(1ml)、带塞试管(10ml)、容量瓶(10ml)、滴管、洗耳球、手术剪、止血钳、普通中号镊子、固定台、手术线、手术灯、棉线。

2. 材料

(1) 磺胺嘧啶钠。

(2) 磷酸氢二钠、磷酸二氢钠、氯化钠、高氯酸、乌拉坦、蒸馏水。

3. 动物 雄性昆明小鼠,体重约 25g,禁食过夜(约为 12h,自由饮水)。

五、实验内容

1. 溶液的制备

(1) 0.1%高氯酸溶液:取高氯酸溶液 0.1ml,用蒸馏水稀释至 100ml。

(2) 25%乌拉坦溶液:称取乌拉坦固体 25g,用蒸馏水溶解稀释至 100ml。

(3) 磺胺嘧啶钠储备液 精密称取磺胺嘧啶钠标准品 50mg 于 25ml 容量瓶

中,甲醇溶解并稀释至刻度,即得 2mg/ml 的磺胺嘧啶钠储备液,置 4℃冰箱中保存备用。

(4) 磷酸盐缓冲溶液:取磷酸氢二钠 6.0g,磷酸二氢钠 0.4g,氯化钠 9.0g,用蒸馏水溶解稀释至 1000ml 即得 pH7.4 的 0.02mol/L 的磷酸盐缓冲溶液,置 4℃冰箱中保存备用。

(5) 空白血浆的制备:取昆明小鼠,禁食过夜,自由饮水,用 25%乌拉坦溶液(0.5ml/100g)麻醉后,心脏穿刺取血于肝素化 EP 管中,10 000r/min 离心 5min,分离上层血浆混匀即得,–80℃保存空白血浆备用。

(6) 供试液样品的制备:取磺胺嘧啶钠储备液适量,用甲醇-水(1∶1,V/V)逐级稀释,得到磺胺嘧啶钠浓度分别为 30μg/ml、150μg/ml、300μg/ml 的溶液。分别取上述溶液 10μl,加入 90μl 空白血浆配制成终浓度为 3μg/ml、15μg/ml、30μg/ml 的系列磺胺嘧啶钠的供试液样品,置 4℃冰箱中保存备用。

(7) 标准曲线工作溶液与校正标样:取上述适量的磺胺嘧啶钠储备液,用甲醇-水(1∶1,V/V)逐级稀释,得到磺胺嘧啶钠浓度分别为 10μg/ml、20μg/ml、50μg/ml、100μg/ml、200μg/ml、500μg/ml 的工作溶液。分别取上述工作液 10μl,加入 90μl 血浆配制成终浓度为 1μg/ml、2μg/ml、5μg/ml、10μg/ml、20μg/ml、50μg/ml 系列磺胺嘧啶钠校正标样,加入甲醇 400μl,涡旋 10min,15 000r/min 离心 10min,取上清液 100μl 转移至新 EP 管中,待测。

2. 平衡透析法实验操作

(1) 透析袋使用前处理:将透析袋剪成 10cm 左右的小段,蒸馏水煮沸 5min 后,再用 60℃蒸馏水冲洗 2min,最后用少量磷酸盐缓冲液冲洗,保存在 0.02mol/L 的磷酸盐缓冲溶液中,4℃保存备用。

(2) 透析操作:将上述处理后的透析袋一端折叠用线结扎,分别将 1ml 浓度为 3μg/ml、15μg/ml、30μg/ml 磺胺嘧啶钠供试液加入透析袋内,并放一粒转子以保证透析袋在缓冲液中保持垂直。透析袋内留一小空气泡,将透析袋另一端扎紧,使其悬浮于盛有 6ml 磷酸盐缓冲液的广口瓶中,调节透析袋内外液面,使其保持在同一水平面,注意避免透析袋贴于瓶壁。各浓度组样本量不少于 3 份。将瓶口密封后,在 37℃恒温水浴摇床中 50r/min 振荡,振荡 4h 至药物扩散平衡。透析结束后,取少量透析外液加入等体积的 0.1%高氯酸溶液,振荡后若出现浑浊,证明有蛋白泄漏,需重新作样。

3. HPLC 测定样品中磺胺嘧啶钠的浓度

(1) 样品处理：透析 4h 后，分别取出透析内、外液样品 200μl，然后加入 800μl 的甲醇沉淀蛋白，涡旋 10min，15 000r/min 离心 10min，取上清液 20μl 进样分析。取磷酸盐缓冲液 100μl 于 EP 管中，加入 400μl 甲醇，涡旋 10min，15 000r/min 离心 10min，取上清液 20μl 进样分析。

(2) 样品的 HPLC 测定

色谱条件：

预柱：C18 保护柱(4.6mm×25mm，10μm)。

色谱柱：Welch Ultimate LP C18 column(4.6mm×250mm，5μm)。

流动相：甲醇-水(V/V，65∶35)。

柱温：30℃。

检测波长：254nm。

流速：1.0ml/min。

进样量：20μl。

分析时长：10min。

4. 操作要点和注意事项

(1) 在小鼠麻醉前应做好一切准备工作。如手术器械的准备，使用前一定要消毒；采血用的注射器和试管必须保持清洁干燥；注射器的针头不宜太大，以免加重心肌损伤；采血场所的光线充足，室温保持在夏季 25～28℃，冬季 15～20℃。

(2) 麻醉后，用棉线将小鼠固定在手术台上。固定应准确而稳定，防止小鼠滑脱。小鼠在穿刺过程中剧烈晃动和滑脱都可能损伤心肺，造成小鼠死亡。

(3) 采血时，小鼠的胸部暴露应充分，穿刺部位应准确。进针部位一般为左侧第 3～4 肋间，20～30 g 小鼠心脏一般位于两上肢连线下 0.5cm 中线稍偏左。因小鼠大小不同，进针深浅也不同。一般来说，个头小者进针浅，个头大者进针部位稍深。必要时可解剖几只相应大小的小鼠，以确定进针深浅。针尖进入心脏后一般能感觉到心脏搏动，且针头部位可见血液进入。

(4) 穿刺动作应迅速、准确，以减少对小鼠的刺激。抽取血液应缓慢，一般以保持注射器内负压即可。抽血过快易使小鼠由于回心血量不足死亡。若针头进入心脏但抽不出血时，应将针头稍微后退一点。注意针头不能在胸腔中左右摆动，以防止损伤心肺。

(5) 将注射器中的血转到有抗凝剂的试管中时，应轻轻晃动，避免凝血。

(6) 透析袋在使用前一定要清洗干净，在使用过程中保证端口处扎紧。

(7) 透析结束后，可取少量透析外液加入等体积的 0.1%高氯酸溶液，以检查是否有蛋白漏出，若有，则该样品不能用，需要重新透析。

(8) 磺胺嘧啶钠对光敏感，故配制磺胺嘧啶钠储备液及标准曲线工作溶液时应注意避光。

六、实验结果与讨论

1. 磺胺嘧啶钠标准曲线回归方程和相关系数　将测得的各浓度磺胺嘧啶钠校正标样的峰面积分别填入表 4-1，并求出磺胺嘧啶钠标准曲线回归方程和相关系数。

表 4-1　磺胺嘧啶钠校正标样的峰面积

磺胺嘧啶钠浓度(C)(μg/ml)	1	2	5	10	20	50
峰面积(A)						

2. 磺胺嘧啶钠游离分数和血浆蛋白结合率　将测得的各浓度磺胺嘧啶钠供试液的透析袋内外样品的峰面积分别填入表 4-2，并求出磺胺嘧啶钠的游离分数和血浆蛋白结合率。

表 4-2　磺胺嘧啶钠供试液的透析内外样品的峰面积

磺胺嘧啶钠浓度(C)(μg/ml)	3		15		30	
	透析内液	透析外液	透析内液	透析外液	透析内液	透析外液
峰面积(A)						

3. 磺胺嘧啶钠血浆蛋白结合率的计算　以磺胺嘧啶钠标准溶液的浓度(C)为横坐标，药物峰面积(A)为纵坐标，采用最小二乘法进行回归计算，得标准曲线方程。根据标准曲线方程以及测得的透析内、外液样品的峰面积计算透析样品的总浓度 C_t 及游离型药物浓度 C_f，再按照公式(1)和公式(2)计算磺胺嘧啶钠的血浆蛋白结合率。

七、思　考　题

1. 平衡透析法的特点是什么？影响实验结果的主要因素有哪些？

2. 血浆蛋白结合率的高低在新药研发中具有怎样的意义？

参 考 文 献

刘建平, 2007. 生物药剂学实验与指导. 北京：中国医药科技出版社.

刘建平, 2016. 生物药剂学与药物动力学. 5 版. 北京：人民卫生出版社.

罗兰德, 2012. 临床药代动力学与药效动力学. 4 版. 陈东升, 黄璞译. 北京：人民卫生出版社.

秦川, 2015. 实验动物学. 2 版. 北京：人民卫生出版社.

印晓星, 杨帆, 2017. 生物药剂学与药物动力学(案例版). 2 版. 北京：科学出版社.

(黄建耿)

实验 5　药物代谢体外研究

一、预 习 要 求

1. 复习药物代谢相关知识，熟悉药物代谢的研究方法。

2. 复习酶促反应的机制和计算方法。

3. 熟悉药物代谢体外研究的方法及其选择依据。

二、实 验 目 的

1. 掌握大鼠肝微粒体法进行体外代谢研究的基本操作和方法。

2. 掌握通过肝微粒体法估算 V_m 及 K_m。

3. 理解代谢抑制剂对药物代谢参数 V_m 及 K_m 的影响。

三、实 验 原 理

药物进入机体后，主要以两种方式消除：一种是不经代谢，直接以原型药物排出体外，另一种是部分药物经过体内代谢后，再以原型药物和代谢物排出体外。当药物主要通过代谢途径被清除时，药物代谢可显著影响药物的疗效、安全性和给药途径，因此研究药物的代谢途径、代谢机制、代谢物等，对合理、有效、安全的用药有重大意义。在体内，药物的代谢主要通过Ⅰ相反应和Ⅱ相反应完成，Ⅰ相反应主要包括氧化、还原和水解反应，Ⅱ相反应主要是结合反应，催化Ⅰ相反应的主要是肝微粒体中的细胞色素 P450 酶,催化Ⅱ相反应的主要是葡糖醛酸转移酶、乙酰基转移酶、谷胱甘肽-S-转移酶等。药物经Ⅰ相反应，大部分极性增加，利于药物排泄，Ⅱ相反应一般使药物极性进一步增加，最终使药物排泄。在这些代谢反应中，P450 酶催化的Ⅰ相反应是药物在体内代谢的关键步骤，也是药物从体内消除的限速步骤，它可以影响许多药物的重要药动学参数，如药物的半衰期、清除率、生物利用度等。

近年来，通过高通量筛选和超高通量筛选技术获得了很多新化学实体(new chemical entities，NCEs)，但只有少于 40% 的药物能通过临床前试验，少于 10% 的药物能进入临床研究，所以尽早确定这些 NCEs 是否具有临床开发价值非常关键。不理想的药物动力学特征是淘汰 NCEs 的主要原因之一，因此，在药物开发早期，通过体外实验研究和预测药物的体内药物动力学特征和性质非常关键，通过这些研究，可初步确定有无进一步研究的价值，避免经济损失。

体外代谢研究的优点是可以排除体内因素的干扰，直接观察到代谢酶对底物的选择性代谢，为整体实验提供可靠的理论依据；可用于研究体内代谢率低，且缺乏灵敏检测方法的药物；快速简便，适合大批药物筛选；不需要消耗大量的样品和动物，研究费用相对低廉。目前的体外代谢研究模型主要包括肝微粒体模型、基因重组酶系模型、肝细胞模型、肝-肠灌流模型、肝组织切片模型等。

肝微粒体模型是采用从肝脏提取的微粒体，加入还原型辅酶Ⅱ(NADPH)再生系统，在体外模拟生理环境下进行代谢反应。采用高效液相色谱质谱联用法(HPLC-MS)等测定方法对原型药及代谢产物进行测定。肝微粒体法进行代谢研究的优点是制备方便容易、重现性好、酶混合体易保存和孵育条件易优化、公认的亚酶底物、抑制剂和灵敏有效的多种检测方法。但是它的缺点也很明显：①由于制备过程中完整的结构遭到破坏，在体外孵育系中更容易导致非特异性反应；②缺少代谢所需要的完整的酶反应体系，需要加入适量的辅助因子 NADPH；③一些药物代谢酶在制备过程中被去除了，如位于细胞质中的代谢酶。此模型主要用于药物清除、高通量药物筛选、药物相互作用的预测等方面。预测药物在体内的清除率，其步骤是首先通过测定药物代谢的酶动力学参数获得 V_m 及 K_m，再运用合理的动力学模型来推测药物代谢清除率。

基因重组酶系模型是利用基因工程及细胞工程，将调控的 P450s 或其他酶的表达基因、质粒体整合到哺乳细胞、大肠杆菌或昆虫动物细胞中，经过细胞培养表达高水平的酶，经纯化获得单一的同工酶，通过液相色谱质谱联用方法检测药物体外代谢产物，利用整体归一化(total normalized rate，TNR)法对参与代谢 CYP450 各个亚型的作用进行评估，并且可以对其主要代谢的动力学性质进行初步的探讨。基因重组 CYP450s 酶系在药酶诱导特异性和选择性研究上优于其他体外方法，适合研究代谢领域微观化和细节化的问题，与肝微粒体抑制试验的关联性较好，在新药研发中能快速及时提供候选物代谢酶亚型的信息，快速鉴别对药物代谢贡献较大的酶亚型，为进一步的药物相互作用研究提供方向，同时为底物与酶结合位点方面的研究提供了丰富的信息，有助于高通量筛选分析及选择性代谢产物的鉴定。它的缺点包括：①成本较高；②由于各个同工酶在肝微粒体和肝脏中丰度的差别很大，应用纯酶在同一蛋白水平上进行试验获得的各同工酶代谢程度不能代表各酶在体外肝微粒体或体内肝脏的代谢程度；③体外重组酶的实验条件与 CYP450 所在的体内环境存在很大的差别，故模型单独应用相对较少。

肝细胞模型是将得到的肝细胞用培养基稀释成一定浓度接种后，置于带有摇床的 CO_2 孵箱中进行短时间的孵育进行代谢研究，目前应用最多的肝细胞分离技术是 Seden 的二步灌流法，培养方法最常见的是三明治构型原代肝细胞培养。此模型可以在细胞水平上提供吸收、代谢、转运等综合信息，为药物安全评价、临床合理用药等提供理想的体外模型和有效体外分析手段，目前成为体外药物实验的"金标准"。此法维持了药物代谢 I 相酶和 II 相酶的代谢活性及有关生理辅助因子的浓度，在短时间内基本保持体内代谢酶水平，在药物代谢途径和消除速率方面与在体实验具有可比性。同时随着冷冻复苏技术的发展，肝细胞来源问题的缺点在一定程度上得到解决，无疑最大限度地克服了个体差异。缺点主要是丧失了一定的细胞间联系和正常的空间结构。

肝-肠灌流模型是将肝脏(或肠)完整地切取置于体外，采用人工方法进行灌注以保持肝(或肠)的生理功能和组织结构，在严格控制的条件下，使肝与受试物接触，以确定受试物在肝(或肠)中的变化以及对肝的效应。此模型包括肝灌流模型、肠灌流模型及肝-肠灌流的模型。1855 年 Claude 首次利用离体肝灌流观察糖原转变成糖的过程，经过多年的发展，实验的各个要点逐渐完善趋于标准化，离体肝模型作为一种成熟的代谢模型得到广泛的运用。1985 年，van Midwoud 等建立了大鼠原位肝-肠灌流模型，此模型近年也得到很好的优化，它无疑扩展了肝灌流法。肠灌流模型可用于 P-gp 转运和肠道吸收代谢的研究。肝-肠灌流技术是一种与在体肝脏最具可比性的体外系统，优点包括：①保持了完整的脏器和细胞结构、肝的生理生化特性以及位于不同亚细胞空间的代谢通路；②可以在接近生理状况的条件下进行肝功能研究，因血流、血压或激素水平波动而引起的数据变动可降到最低限度；③易于采集血样或灌流液，可动态定量分析受试物及其代谢产物并进行结构鉴定。肝灌流技术亦存在一定的缺陷：①灌流实验只能在有限的时间内进行，肝功能受多种因素和实验条件影响，如手术操作、灌流液组成、流速等；②手术及插管操作技术极复杂。

肝组织切片模型是利用切片机对肝脏进行切片，建立培育系统考察药物代谢。van Midwoud 等建立新的精密肝切片 On-line HPLC analysis system 技术进行代谢和抑制研究。肝组织切片模型的特点：①较为完整保留了肝药酶及细胞器的活性，保留了细胞间的联系及一定的细胞间质；②可在较长的孵育时间内保持代谢；③新的精密肝切片技术，能获得关于组织功能直观的信息，依靠单个切片药物间的相互关系评估浓度和测定不稳定的代谢产物，能快速分析，不需要储存样品，允许多个代谢产物同时分析。肝组织切片模型用于代谢研究相对较少。

典型的 P450 酶介导的酶促反应动力学符合米氏方程特征，拟合动力学曲线，计算酶促动力学参数 V_m 及 K_m。其中 v 是反应速度；[S]是底物浓度；V_m 是最大反应速度；K_m 是米氏常数，表示达到最大反应速度一半时的底物浓度。从下述反应式得出的 K_m 是反映速度的常数，$K_m = k_1 + k_2/k_1$。

$$E + S \underset{k^{-1}}{\overset{k_1}{\rightleftharpoons}} E - S \xrightarrow{k_2} E + P$$

$$v = \frac{V_m \cdot [S]}{K_m + [S]} \tag{1}$$

通过拟合动力学曲线，可以快速求出参数值，而且可以初步判断有无酶抑制现象或者是否是非典型酶促动力学。

1. Lineweaver-Burk 作图　以 $1/v$ 为纵坐标，$1/[S]$ 为横坐标作图，得到一条直线，直线的斜率即 K_m/V_m，截距是 $1/V_m$。此作图方法是最常用的计算酶促动力学参数的方法，但这种方法会加大底物浓度低时的错误，故常用于初期参数评价，而不常用于最终参数确定。

2. Hanes-Woolf 作图　以[S]/v 为纵坐标，[S]为横坐标作图，得到一条直线，直线的斜率即 $1/V_m$，截距是 K_m/V_m。与前种方法比较，此作图方法错误概率小且恒定，是确定酶促动力学参数更好的选择。

3. Eadie-Hofstee 作图　以 v 为纵坐标，$v/[S]$ 为横坐标作图，得到一条直线，直线的斜率即 $-K_m$，截距是 V_m。此作图方法因横坐标是速度，是一个变量，会引入更多的实验误差。值得关注的是，根据此作图方法拟合曲线的形状可以判断非典型酶促动力学的类型。

本实验使用新鲜分离的大鼠肝微粒体，加入 NADP 再生系统，启动依普黄酮的代谢反应，并在加入代谢抑制剂的情况下在体外研究药物的代谢抑制。

四、仪器、材料与动物

1. 仪器　高速冷冻离心机、普通离心机、内切式组织匀浆器、C18 色谱柱、Agilent 高效液相色谱仪、可见紫外检测器。

2. 药品与试剂

(1) 依普黄酮。

(2) 地塞米松。

(3) NADPH 再生系统的配制：枸橼酸 28.5mg，枸橼酸脱氢酶 5.5mg，0.5mol/L 烟酰胺 1.0ml，0.15mol/L MgCl₂ 1.0ml，加 0.1mol/L pH7.4 Tris-HCl 缓冲液到 10.0ml。

3. 动物　大鼠，体重约 200g，禁食一夜(自由饮水)。

五、实 验 内 容

1. 大鼠肝微粒体制备　采用 CaCl₂ 沉淀法制备大鼠肝微粒体。具体步骤如下：大鼠禁食 16h 后，采用断颈处死后剖腹，取冰浴冷却的生理盐水，经胸动脉或门静脉注入肝直至除去肝中血液，取出肝，滤纸吸干水分，称重，并加入 4 倍于肝重的蔗糖溶液(0.25mol/L)，用匀浆器制成匀浆，用高速冷冻离心机分离匀浆，先于 10 000×g 离心 15min，分离上清液，向其中加入相当于 1/10 上清液体积的 88mmol/L CaCl₂ 溶液，置冰浴中放置 5min 并轻摇数次，然后于 27 000×g 离心 15min，弃去上清液，得粉红色沉淀，最后将其悬浮于含 20%甘油的 0.1mol/L PBS(pH 7.4)中，准备使用或于 −70℃ 冰箱保存。

2. 依普黄酮体外代谢研究　取鼠肝微粒体 100μl，加入新鲜配制并预先通氧气 1min 的 NADPH 再生系统，稀释至蛋白质浓度约为 1.0mg/ml 的混悬液，再加入一定浓度的依普黄酮甲醇溶液 10μl(依普黄酮溶液浓度 0.5mg/ml、1.0mg/ml、2.0mg/ml、5.0mg/ml、10.0mg/ml)，混匀，37℃预孵育 5min，加入 NADP/NADPH 的 1%NaHCO₃ 溶液 10μl(终浓度 NADP 为 170mmol/L，NADPH 为 50mmol/L)起动反应，反应终体积 1ml。于 37℃ 孵育 20min，加入 1.0ml 氯仿终止反应，并沉淀蛋白质，旋涡提取 1min 后，3000×g 离心 20min，取有机层 0.5ml，于空气流下挥干氯仿，加流动相 100μl 溶解残渣，取 20μl 进样。进行 HPLC 分析。

3. 依普黄酮体外代谢抑制研究　取鼠肝微粒体 100μl，加入新鲜配制并预先通氧气 1min 的 NADPH 再生系统，稀释至蛋白质浓度约为 1.0mg/ml 的混悬液，再加入一定浓度的依普黄酮甲醇溶液 10μl(依普黄酮浓度 0.5mg/ml、1.0mg/ml、

2.0mg/ml、5.0mg/ml、10.0mg/ml),混匀,37℃预孵育 5min,加入 10μl 地塞米松溶液(500μmol/L)和 NADP/NADPH 的 1%NaHCO₃ 溶液 10μl(终浓度 NADP 为 170mmol/L,NADPH 为 50mmol/L)起动反应,反应终体积 1ml。于 37℃ 孵育 20min,加入 1.0ml 氯仿终止反应,并沉淀蛋白质,涡旋提取 1min 后,3000×g 离心 20min,取有机层 0.5ml,于空气流下挥干氯仿,加流动相 100μl 溶解残渣,取 20μl 进样。进行 HPLC 分析。

4. 依普黄酮含量的测定

(1) 依普黄酮含量的测定采用高效液相色谱法,色谱条件如下。

分析柱:Nova-park C18(20cm×4.6mm,4μm)。

流动相:乙腈–0.1%乙酸溶液(60∶40,V/V)。

流速:1.0ml/min。

检测波长:250nm。

进样量:20μl。

(2) 标准曲线的制作:取鼠肝微粒体,加入再生系统制成混悬液,通氧 1min,再加入依普黄酮甲醇溶液(对应的依普黄酮孵育液终浓度是 1.0μg/ml、2.5μg/ml、5.0μg/ml、10.0μg/ml、25.0μg/ml、50.0μg/ml、100.0μg/ml),37℃ 预孵育 5min 后,加入 PBS 使反应终体积 1ml。于 37℃孵育 20min,加入 1.0ml 氯仿终止反应,涡旋提取 1min 后,离心,取有机层 0.5ml,于空气流下挥干,加流动相 100μl 溶解残渣,取 20μl 进样,进行 HPLC 分析,以峰面积(A)对依普黄酮浓度(C)做线性回归,即得标准曲线。

5. 操作要点和注意事项

(1) 体外孵育条件:缓冲体系的选择、缓冲体系的离子强度、孵育环境 pH、孵育时间和微粒体蛋白浓度都会影响酶促反应的代谢速度。底物浓度应当过量,大于酶最适底物浓度约 10 倍,且反应消耗量应当<20%。

(2) 有机溶剂的影响:由于许多 P450 酶底物和抑制剂都是强疏水性化合物,建立水性反应体系时,不可避免会用到甲醇、乙醇、乙腈和二甲基亚砜(DMSO)等有机溶剂。但是,有机溶剂会影响天然酶反应环境和酶活性,从而改变酶-底物相互作用,因此,有机溶剂的浓度要求<1%(V/V),最好<0.1%。

(3) 非特异性微粒体结合:因为大部分药物都是脂溶性有机化合物,会与微粒体膜上的脂质蛋白产生非特异性结合,使得游离的底物浓度小于添加浓度。会出现基于添加浓度的表观 K_m 值高于真实 K_m,但其不影响 V_m 值,导致高估了 K_m

值而低估了体内药物清除率(CL)。因此,应当优化微粒体蛋白浓度,选用可定量代谢物的最低蛋白浓度,使非特异性蛋白结合最小化。

六、实验结果与讨论

1. 依普黄酮标准曲线 将测得的孵育液中依普黄酮的峰面积填入表 5-1。以峰面积(A)对依普黄酮浓度(C)做线性回归,求出标准曲线。

表 5-1   依普黄酮的标准溶液的浓度和峰面积

C(μg/ml)	1.0	2.5	5.0	10.0	25.0	50.0	100.0
峰面积(A)							

2. 依普黄酮的代谢和代谢抑制 酶促反应速度 $v = \dfrac{(C_0 - C_t) \times V}{t}$, C_0 和 C_t 分别是孵育前和孵育代谢后测得的孵育液中依普黄酮浓度, V 是孵育代谢液终体积(1ml), t 是孵育代谢进行时间(20min),将测得的孵育代谢后依普黄酮的浓度填入表 5-2。

表 5-2   大鼠肝微粒体孵育系统中依普黄酮的体外代谢和抑制

C_0(μg/ml)	C_t(不含抑制剂)	v	C_0(μg/ml)	C_t(含抑制剂)	v
5			5		
10			10		
20			20		
50			50		
100			100		

3. 依普黄酮经肝微粒体代谢的 V_m 及 K_m 估算

(1) 将测得的 C_t 和求得的 v 代入式(1),求得相应的 V_m 及 K_m。

(2) 或根据 Lineweaver-Burk 作图/Hanes-Woolf 作图,由斜率和截距求得 V_m 及 K_m。

七、思 考 题

1. 为精确估算 V_m 及 K_m,对微粒体孵育液中加入的系列药物浓度安排有何要求?

2. 在本实验中,地塞米松如何影响了 V_m 及 K_m?

参 考 文 献

胡晓渝，2002. 鼠肝微粒体中依普黄酮浓度的测定及药物体外代谢研究. 杭州：浙江大学.

刘建平，2007. 生物药剂学实验与指导. 北京：中国医药科技出版社.

刘建平，2016. 生物药剂学与药物动力学. 5 版. 北京：人民卫生出版社.

杨本坤，2011. 药物代谢体外模型的研究进展. 广东药学院学报，27(6)：649.

印晓星，杨帆，2017. 生物药剂学与药物动力学(案例版). 2 版. 北京：科学出版社.

于敏，张双庆，闻镍，等，2013. 细胞色素 P450 酶系体外药物代谢研究方法进展. 中国药事，27(1)：81.

(张　楠)

实验 6　单隔室模型模拟实验

一、预 习 要 求

1. 复习单室模型药物静脉注射给药后的药动学参数求算。

2. 熟悉体外单隔室模型模拟实验的原理和实验方法。

3. 熟悉酚红含量测定的方法。

二、实 验 目 的

1. 掌握体外单隔室模型模拟实验的原理和实验方法。

2. 掌握用体外单隔室模型模拟实验的血药数据和尿药数据计算药物动力学参数的方法。

三、实 验 原 理

某些药物进入体循环后，迅速向全身各部位分布，达到动力学上的"均一状态"，这时可以把体循环看成是一个均一的整体，建立一个隔室的动力学模型，即单隔室模型。

单室模型药物静脉注射后，没有吸收过程，迅速完成体内分布，药物只有消除过程。若药物的消除过程符合一级动力学过程，即药物的消除速率与该时刻的药物浓度(或药量)成正比，则单室模型药物体内过程的动力学模型见图 6-1。

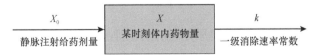

图 6-1　单室模型药物静脉注射给药后按一级动力学消除的动力学模型图

在实际应用中，体内药量不易获得，常用血液中药物的量或血药浓度表示体内药量。体内药物随时间变化的表达式为

$$C = C_0 \mathrm{e}^{-kt} \tag{1}$$

为了方便计算，对式(1)两边取对数，得

$$\ln C = -kt + \ln C_0 \tag{2}$$

其中，C_0 为静脉注射后最初的血药浓度，C 为 t 时间的血药浓度。以 $\ln C$ 对 t 作图，可得一条直线，由直线的斜率可以求出一级消除速率常数 k 和半衰期 $t_{1/2}$。

药物主要经肾排泄，其他排泄途径统称为非肾排泄。血药浓度法是研究药物动力学和求算药物动力学参数的主要方法，但在某些情况下采用血药浓度法有一定的困难性，所以常采用尿药排泄数据法求算药动学参数。但采用尿药排泄数据法必须符合以下条件：大部分药物以原型药物从尿中排出；药物经肾排泄过程符合一级动力学过程，即尿中原型药物产生的速率与体内当时的药量成正比。常用的尿药排泄数据处理方法有速率法和亏量法。尿药排泄动力学模型见图 6-2。

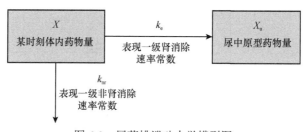

图 6-2 尿药排泄动力学模型图

由图 6-2 可得药物总的消除速率常数：

$$k = k_{\mathrm{e}} + k_{\mathrm{nr}} \tag{3}$$

根据上述条件，原型药物排泄的速率过程可表示为：

$$\lg \frac{\mathrm{d}X_{\mathrm{u}}}{\mathrm{d}t} = \lg k_{\mathrm{e}} X_0 - \frac{kt}{2.303} \tag{4}$$

以 $\lg \dfrac{\mathrm{d}X_{\mathrm{u}}}{\mathrm{d}t}$ 对 t 作图，可得一条直线，由直线的斜率和截距可以求出药物的总消除速率常数 k 和肾消除速率常数 k_{e}。

$\dfrac{\mathrm{d}X_{\mathrm{u}}}{\mathrm{d}t}$ 反映 t 时间的瞬时尿药排泄速率，但是尿药浓度并不能反映集尿瞬间的尿药排泄量，而只能反映两次集尿期间的累积排泄药量。因此，常用 $\dfrac{\Delta X_{\mathrm{u}}}{\Delta t}$ 代替式(4)中的 $\dfrac{\mathrm{d}X_{\mathrm{u}}}{\mathrm{d}t}$，$\dfrac{\Delta X_{\mathrm{u}}}{\Delta t}$ 为两次集尿时间间隔内的平均尿药排泄速率，此时，以两次

集尿期的中点时间 t_c 代替 t。

在上述的尿药排泄速率法中,数据波动性较大,有时难以估算药物的半衰期,为克服这一缺点,可采用尿药排泄亏量法,亏量法的经时过程如下:

$$\lg(X_u^\infty - X_u) = -\frac{kt}{2.303} + \lg X_u^\infty \tag{5}$$

X_u^∞ 为经肾排泄的药物总量,所以 $X_u^\infty - X_u$ 为待排泄的原型药物量,或称为亏量。以 $\lg(X_u^\infty - X_u)$ 对 t 作图,可得一条直线,由直线的斜率可以求出一级消除速率常数 k 和半衰期 $t_{1/2}$。亏量法测得的 k 值比速率法测得的 k 值更准确,但亏量法需要长时间收集数据,不适合半衰期很长的药物。

单室模型体外模拟实验可模拟单室模型药物静脉注射后在体内的分布代谢消除过程,帮助理解和记忆用血药浓度法、尿药速率法、尿药亏量法求算药动学参数,为进一步的动物体内药物动力学实验做好基础。单室模型体外模拟实验是用带有两个支管的三角烧瓶(图 6-3),三角烧瓶模拟体循环系统,其中的液体可认为是含药的"血液",用恒流泵将水以恒定的速度注入三角

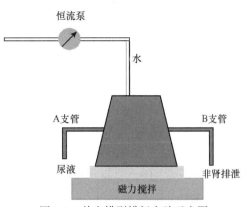

图 6-3 单室模型模拟实验示意图

烧瓶中,模拟正常的水分摄入,A 支管和 B 支管分别模拟肾排泄和非肾排泄两种消除途径,控制 A 支管使液体间歇流出,作为"尿液",控制 B 支管使液体连续滴出,使 A 支管和 B 支管单位时间内的排泄量与恒流泵泵入量相等,在设定的时间收集血样和集尿,测定其中的药物浓度,并求算药物动力学参数。

四、仪器与材料

1. 仪器 恒流泵、紫外分光光度计、磁力搅拌器、三角烧瓶(带两个支管)、橡皮管、夹子、搅拌子、烧杯、试管等。

2. 药品与试剂 0.1%酚红试液、1% Na_2CO_3 溶液、0.2mol/L NaOH 溶液等。

五、实 验 内 容

1. 酚红标准曲线的制备 精密称取酚红 100mg,置于 1000ml 容量瓶内,加

入 1% Na_2CO_3 溶液定容至刻度，配成 100μg/ml 的储备液，分别吸取 0.5ml、1ml、1.5ml、2ml、2.5ml、3ml 的储备液，加水至 10ml，得一系列标准液，每个标准液取 0.5ml，加入 5ml 0.2mol/L NaOH 溶液，在波长 555nm 处测量酚红的吸光度，绘制酚红的标准曲线。

2. 单室模型模拟实验操作

(1) 模型的建立：将 250ml 水注入三角烧瓶中，打开磁力搅拌器，调试恒流泵，使水以 6～8ml/min 的流速注入三角烧瓶中，用夹子夹住 A 支管，在设定的时间间隔放开取样，调节 B 支管使液体连续流出，使 A 和 B 支管单位时间排除液体的总体积约等于注入水分的体积。待系统建立成功，液体流速稳定后，用移液管从三角烧瓶中吸取 10ml 的水，弃去，用 10ml 0.1%酚红供试液代替，模拟静脉注射给药。在 10min、20min、30min、40min、50min、60min、70min 和 80min，分别从三角烧瓶中收集 0.5ml 液体作为血药样品，从 A 支管收集尿药样品。然后继续收集尿药样品至 3h。

(2) 样品的测定：取 0.5ml 血药样品或尿药样品，加入 5ml 0.2mol/L NaOH 溶液，在波长 555nm 处测量酚红的吸光度并计算酚红的浓度。

3. 操作要点和注意事项

(1) 在调节两支管排水量时，应注意支管 B 滴速不能太快，以保证支管 A 有足够的液体可间歇地流出。

(2) 酚红的测定中，应先用 0.2mol/L NaOH 溶液做空白对照，再用酚红溶液测得的吸收值减去空白对照的吸收值。

六、实验结果与讨论

1. 酚红标准曲线和相关系数　将酚红标准液的吸光度数值填入表 6-1，并求出酚红的标准曲线回归方程和相关系数。

表 6-1　酚红标准液的吸光度值

酚红浓度(C)(μg/ml)	5	10	15	20	25	30
吸光度(A)						

2. "血药浓度"和"尿药浓度"的测定和计算　将酚红"血药浓度"和酚红"尿药浓度"填于表 6-2 和表 6-3 中。

表 6-2 酚红"血药浓度"数据

取样时间(min)	10	20	30	40	50	60	70	80
吸光度(A)								
浓度(C)(μg/ml)								

试求算 k，$t_{1/2}$，V。

表 6-3 酚红"尿药浓度"数据

取样时间(min)	10	20	30	40	50	60	70	80	180
V(ml)									
吸光度(A)									
浓度(C)(μg/ml)									
ΔX_u									
X_u									
Δt									
$t_中$									

分别用速率法和亏量法求算 k，$t_{1/2}$，k_e(3h 时的 X_u 可作为尿中原型药物排泄总量 X_u^∞)。

七、思 考 题

1. 本实验中三种求算药动学参数的方法的优缺点和适用情况是什么？由三种方法求算的药动学参数是否一致？

2. 取样时间、取样间隔、酚红加入量、恒流泵流速、支管滴速等因素对药动学参数的值有无影响？如有影响，有怎样的影响？

3. 模拟实验和体内真实情况有何差异？

参 考 文 献

刘建平，2016. 生物药剂学实验与指导. 北京：中国医药科技出版社.
刘建平，2016. 生物药剂学与药物动力学. 5 版. 北京：人民卫生出版社.
印晓星，杨帆，2017. 生物药剂学与药物动力学(案例版). 2 版. 北京：科学出版社.
俞媛，邹豪，钟延强，等，2012. 体外循环法模拟药动学单隔室模型的实验教学. 首都医药，03(下)：27.

（张 楠）

实验 7　血药浓度法测定药物动力学参数

一、预 习 要 求

1. 复习家兔肌内注射及耳缘静脉取血等实验的操作方法。

2. 熟悉单室模型血管外给药血药浓度法求药物动力学参数的方法，以及残数法求药物动力学参数的步骤。

二、实 验 目 的

1. 掌握对乙酰氨基酚的血药浓度测定方法。

2. 掌握残数法求算药物动力学参数的原理和方法。

3. 掌握单室模型血管外给药常用的药物动力学参数的计算。

三、实 验 原 理

血管外给药包括口服、肌内注射、皮肤给药、黏膜给药等，与血管内给药相比，存在吸收过程。血管外给药一般属于一级吸收和一级消除。一级吸收药物动力学参数的求算，可以采用计算机拟合的方法求得。当药物符合单室模型时，药物的表观一级消除速率常数 k 和一级吸收速率常数 k_a 可以用残数法求得。

一级吸收药物血药浓度的经时过程可用下式表示：

$$C = \frac{k_a F X_0}{V(k_a - k)}(\mathrm{e}^{-kt} - \mathrm{e}^{-k_a t}) \tag{1}$$

当 $k_a \gg k$，t 充分大时，则 $\mathrm{e}^{-k_a t} \to 0$，式(1)简化为：

$$C = \frac{k_a F X_0}{V(k_a - k)}\mathrm{e}^{-kt} \tag{2}$$

式(2)两端取对数，得：

$$\lg C = -\frac{k}{2.303}t + \lg \frac{k_a F X_0}{V(k_a - k)} \tag{3}$$

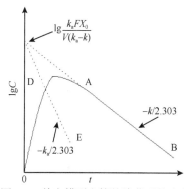

图 7-1 单室模型血管外给药后的血药浓度、残数浓度曲线

以 $\lg C$ 对 t 作图得到一条二项指数曲线(图 7-1)，其尾段为一条直线(AB)，斜率为 $-\dfrac{k}{2.303}$，可求得 k，将尾段直线外推至纵轴时的截距为 $\lg \dfrac{k_a F X_0}{V(k_a - k)}$。

式(2)减去式(1)，得外推线上血药浓度与实际血药浓度之差的浓度(残数浓度，C_r)与时间的关系：

$$C_r = \frac{k_a F X_0}{V(k_a - k)} e^{-k_a t} \tag{4}$$

式(4)两边取对数得

$$\lg C_r = -\frac{k_a}{2.303} t + \lg \frac{k_a F X_0}{V(k_a - k)} \tag{5}$$

以 $\lg C_r$ 对 t 作图，得第二条直线(DE)，称为残数线，其直线斜率为 $-\dfrac{k_a}{2.303}$，可求得 k_a。

据此，还可计算生物半衰期($t_{1/2}$)、血药浓度-时间曲线下面积(AUC)、达峰时间(t_{max})与峰浓度(C_{max})等其他药物动力学参数。

对乙酰氨基酚浓度测定原理：对乙酰氨基酚可与亚硝酸发生亲电取代反应，生成 2-亚硝基-4-乙酰氨基苯酚，用氨基磺酸铵除去过量的亚硝酸，在碱性条件下，2-亚硝基-4-乙酰基氨基苯酚于 430nm 波长处有最大吸收。

四、仪器、材料与动物

1. 仪器　紫外分光光度计、离心机、涡旋振荡器、分析天平、托盘天平、离心管(10ml)、容量瓶(100ml、10ml)、移液管(0.5ml、1ml、2ml、5ml)、烧杯(250ml、100ml)、试管、家兔固定箱、注射器(10ml)、带塞刻度试管(25ml)、比色杯(2cm)、酒精棉、脱脂棉、滴管、洗耳球、刀片、木夹等。

2. 药品与试剂

(1) 对乙酰氨基酚、肝素钠、95%乙醇、蒸馏水。

(2) 对乙酰氨基酚注射液(1ml：0.075g 或 2ml：0.5g)。

(3) 10%三氯乙酸溶液：称取三氯乙酸 10g，加蒸馏水溶解，并稀释至 100ml，即得。

(4) 6mol/L HCl 溶液：取 49.8ml 浓盐酸，加蒸馏水稀释至 100ml，即得。

(5) 20% $NaNO_2$ 溶液：称取亚硝酸钠 20g，加蒸馏水溶解，并稀释至 100ml，即得。

(6) 15%氨基磺酸铵溶液：称取氨基磺酸铵 15g，加蒸馏水溶解，并稀释至 100ml，即得。

(7) 20% NaOH 溶液：称取氢氧化钠 20g，加蒸馏水溶解，并稀释至 100ml，即得。

3. 动物 家兔，体重 2～3kg，禁食一夜(自由饮水)。

五、实 验 内 容

1. 标准曲线 精密称取对乙酰氨基酚 100mg，以 95%乙醇 3ml 溶解后加适量蒸馏水，转移至 100ml 容量瓶中，加蒸馏水至刻度，充分摇匀，得 1mg/ml 对乙酰氨基酚储备液，精密吸取该储备液 2.5ml，准确稀释至 10ml，得 250μg/ml 的标准液。

分别精密吸取 250μg/ml 的标准液 0.15ml、0.3ml、0.45ml、0.6ml、0.75ml、0.9ml 于离心管中，分别加水使成 2ml，各加家兔血浆 1.5ml，混匀，再加入 2ml 10% 三氯乙酸，充分混合，离心 20min(3000r/min)。吸取上清液 4ml 于 25ml 带塞刻度试管中，分布加入 1ml 6mol/L HCl 溶液，1ml 20% NaNO$_2$ 溶液，摇匀，放置 5min，使反应完全。缓缓加入 2ml 15%氨基磺酸铵溶液，振摇至无气泡产生，流水冷却，加入 2.5ml 20% NaOH 溶液，摇匀，用 2cm 比色杯于 430nm 波长处测定吸光度。用 2ml 蒸馏水代替标准液按同法处理，作空白对照。以吸光度（A）对药物浓度（C）进行线性回归，计算回归方程。

2. 家兔给药及血样测定 取家兔 5 只(雌兔不得怀孕)，称重并记录体重。给药前先从耳缘静脉取血 3ml 留作空白对照。然后按 200mg/kg(体重)的剂量，肌内注射给予对乙酰氨基酚注射液(给药前禁食 12h)。给药后按第 3min、5min、10min、15min、25min、30min、40min、60min、100min、140min、180min，定时从兔耳缘静脉取血 3ml，用预干燥并带有适量肝素钠的离心管集血，离心 10min(3000r/min)，吸取上层血浆于干燥试管中(若不立即测定，则将无药血浆和各时刻含药血浆置冰箱中保存备用。测定时在室温解冻后进行测定)。移取 1.5ml 血浆，置离心管中，加水 2ml，混匀，以下操作同标准曲线项下"加入 2ml 10% 三氯乙酸，充分混合"起，依法测定吸光度，代入标准曲线，计算出该时刻的血药浓度，以无药血浆按同法处理作空白对照。

3. 操作注意事项

(1) 为避免凝血，应预先用肝素钠溶液均匀润湿离心管内壁。

(2) 耳缘静脉取血时，先拔去耳缘外侧静脉处毛，再用刀片切开耳缘静脉，让血液自然流出，收集于离心管中。

(3) 若采集的血液出现溶血则会直接影响检测结果的准确性。为避免溶血，在取血过程中应避免用力挤压取血部位，也应避免用采血离心管刮擦取血部位，而应使血液自然流入离心管中。

六、实验结果与讨论

1. 标准曲线回归方程和相关系数　将测得的各浓度对乙酰氨基酚标准液的吸光度数值填入表 7-1，并求标准曲线回归方程和相关系数。

表 7-1　对乙酰氨基酚标准液的吸光度值

标准液(ml)	0.15	0.3	0.45	0.6	0.75	0.9
浓度 C(μg/ml)	25	50	75	100	125	150
A						
$\bar{A}$						

标准曲线(回归方程): _____

相关系数: _____

2. 血样测定结果记录　填入表 7-2 和表 7-3。

表 7-2　肌内注射对乙酰氨基酚血药浓度数据表

家兔体重					给药剂量						
编号	1	2	3	4	5	6	7	8	9	10	11
t(min)	3	5	10	15	25	30	40	60	100	140	180
A											
$\bar{A}$											
浓度 C(μg/ml)											
$\lg C$											

表 7-3　肌内注射对乙酰氨基酚残数浓度数据表

t(min)	3	5	10	15	25	...
浓度 C(μg/ml)						
$\lg C_{外推}$						
$C_{外推}$						

续表

t(min)	3	5	10	15	25	…
$C_r=C_{外推}-C(\mu g/ml)$						
$\lg C_r$						

尾段直线相斜率= _____　　　　　k=_____

残数斜率= _____　　　　　k_a=_____

3. 数据处理

(1) 以血药浓度 $C(\mu g/ml)$ 为纵坐标，时间 t(min)为横坐标，作血药浓度-时间曲线。

(2) 以血药浓度的对数($\lg C$)对时间 t 作血药浓度对数–时间曲线，从图中尾端直线求出消除速率常数 k，再用残数法求出吸收速率常数 k_a。

(3) 药动学参数计算

1) 吸收半衰期：$t_{1/2(a)} = \dfrac{0.693}{k_a}$

2) 消除半衰期：$t_{1/2} = \dfrac{0.693}{k}$

3) 血药浓度-时间曲线下的总面积($AUC_{0\to\infty}$)

用梯形法计算：

$$AUC_{0\to\infty} = AUC_{0\to t_n} + AUC_{t_n\to\infty} = \sum_{i=0}^{n-1} \frac{(C_{i+1}+C_i)(t_{i+1}-t_i)}{2} + \frac{C_n}{k}$$

4) 达峰时间(t_{max})

A. 根据 k_a 及 k 求出达峰时间 t_{max}

$$t_{max} = \frac{1}{k_a-k} \cdot \ln\frac{k_a}{k} = \frac{2.303}{k_a-k} \cdot \lg\frac{k_a}{k}$$

B. 抛物线拟合法：用抛物线 $C=P+Qt+Rt^2$ 的峰段代替血药浓度-时间曲线的峰段，选取实验数据中最大浓度 C_i 左右三点，$[t_{i-1}, C_{i-1}]$、$[t_i, C_i]$、$[t_{i+1}, C_{i+1}]$代入，则有

$$\begin{cases} C_{i-1} = P + Q \cdot t_{i-1} + R \cdot t_{i-1}^2 \\ C_i = P + Q \cdot t_i + R \cdot t_i^2 \end{cases}$$
$$C_{i+1} = P + Q \cdot t_{i+1} + R \cdot t_{i+1}^2$$

解上述方程组，求得 P、Q、R。

抛物线的峰点横坐标(峰时)为：

$$t_{max} = -\frac{Q}{2R}$$

5)峰浓度(C_{max})

$$C_{max} = \frac{k_a FX_0}{V(k_a - k)}(e^{-kt_{max}} - e^{-k_a t_{max}})$$

$\frac{k_a FX_0}{V(k_a - k)}$ 可以从 $\lg C$-t 图中的截距 $\lg \frac{k_a FX_0}{V(k_a - k)}$ 求得。

七、思 考 题

1. 简述残数法处理药动学数据的条件和步骤。

2. 做好本实验的关键是什么?操作中应注意哪些问题?

参 考 文 献

刘建平，2007. 生物药剂学实验与指导. 北京：中国医药科技出版社.

刘建平，2016. 生物药剂学与药物动力学. 5 版. 北京：人民卫生出版社.

印晓星，杨帆，2017. 生物药剂学与药物动力学(案例版). 2 版. 北京：科学出版社.

(胡巧红)

实验 8　尿排泄数据法测定维生素 B₂ 片的药物动力学参数

一、预 习 要 求

1. 复习尿药排泄数据法在生物药剂学实验中的应用。

2. 掌握尿药排泄数据法计算药物动力学参数的方法。

3. 熟悉紫外分光光度计的使用方法和原理。

二、实 验 目 的

1. 掌握单室模型尿药排泄数据法计算药物动力学参数的方法。

2. 掌握生物利用度的概念和尿药排泄数据法求生物利用度的方法。

三、实 验 原 理

药物的体内过程是一个整体，吸收、分布、代谢、排泄等过程既有区别，又有联系，观察一个方面的变化，常可间接地认识另一方面的情况，所以药物在体内的速度过程变化规律及生物利用度,既可用血药浓度法估算,也可用尿药浓度法估算。尿药浓度法较血药浓度法方便,定量分析精密良好,测定方法较易建立,而且取样方便,受试者可免受多次抽血的痛苦。因此,在体内药物大部分以原型从尿中排出的条件下,通常可用尿药排泄数据法求药物动力学参数。

尿中原型药物的瞬时排泄速率,可用下式表示:

$$\frac{\mathrm{d}X_\mathrm{u}}{\mathrm{d}t} = k_\mathrm{e}X \tag{1}$$

式中,k_e 为一级肾排泄速率常数,X_u 为 t 时刻尿中原型药物的累积量,X 为 t 时刻体内药物量。

静脉注射给药,体内药量的经时过程可由下式表示:

$$X = X_0\mathrm{e}^{-kt} \tag{2}$$

将式(2)代入式(1)后得:

$$\frac{\mathrm{d}X_\mathrm{u}}{\mathrm{d}t} = k_\mathrm{e}X_0\mathrm{e}^{-kt} \tag{3}$$

两边取对数得:

$$\lg\frac{\mathrm{d}X_\mathrm{u}}{\mathrm{d}t} = -\frac{kt}{2.303} + \lg k_\mathrm{e}X_0 \tag{4}$$

由式(4)可见,原型药物排泄速率的对数与时间呈线性关系,其斜率为 $-k/2.303$,与血药浓度的对数($\lg C$)–时间(t)作图所求得的斜率相同。式(4)适用于静脉注射给药求算消除速率常数。

口服给药时,体内药量经时过程可用下式表示:

$$X = \frac{k_\mathrm{a}FX_0}{k_\mathrm{a}-k}(\mathrm{e}^{-kt} - \mathrm{e}^{-k_\mathrm{a}t}) \tag{5}$$

式中,k_a 为一级吸收速率常数,k 为一级消除速率常数,F 为生物利用度,X_0 为给药剂量。

将式(5)代入式(1),得尿中原形药物的瞬时排泄速率,即:

$$\frac{\mathrm{d}X_\mathrm{u}}{\mathrm{d}t} = \frac{k_\mathrm{e}k_\mathrm{a}FX_0}{k_\mathrm{a}-k}(\mathrm{e}^{-kt} - \mathrm{e}^{-k_\mathrm{a}t}) \tag{6}$$

当 $k_\mathrm{a} \gg k$,t 充分大时,则 $\mathrm{e}^{-k_\mathrm{a}t} \to 0$,则:

$$\frac{\mathrm{d}X_\mathrm{u}}{\mathrm{d}t} = \frac{k_\mathrm{e}k_\mathrm{a}FX_0}{k_\mathrm{a}-k}\mathrm{e}^{-kt} \tag{7}$$

两边取对数得:

$$\lg \frac{\mathrm{d}X_{\mathrm{u}}}{\mathrm{d}t} = -\frac{kt}{2.303} + \lg \frac{k_{\mathrm{e}}k_{\mathrm{a}}FX_0}{k_{\mathrm{a}} - k} \tag{8}$$

由式(8)可见，若以 $\lg \dfrac{\mathrm{d}X_{\mathrm{u}}}{\mathrm{d}t}$ 对 t 作图，可得到一条二项指数曲线，从其末端直线的斜率可求出一级消除速率常数 k。

由于尿中原型药物排泄的瞬时变化率不可能用实验方法计算。通过实验只可求出平均排泄速率，设在一段时间间隔 Δt 内药物的排泄量为 ΔX_{u}，则平均尿药排泄速率为 $\dfrac{\Delta X_{\mathrm{u}}}{\Delta t}$，因此，式(4)和(8)可分别改写为：

$$\lg \frac{\Delta X_{\mathrm{u}}}{\Delta t} = -\frac{k}{2.303}t_c + \lg k_{\mathrm{e}}X_0 \tag{9}$$

$$\lg \frac{\Delta X_{\mathrm{u}}}{\Delta t} = -\frac{k}{2.303}t_c + \lg \frac{k_{\mathrm{e}}k_{\mathrm{a}}FX_0}{k_{\mathrm{a}} - k} \tag{10}$$

采用尿药排泄速率法求动力学参数，集尿时间通常只需3~4个半衰期即可。

由于实验中采用平均排泄速率代替瞬时排泄速率，求得的消除速率常数会出现一些误差。但若经恒定的时间间隔集尿，其时间间隔不大于一个药物的半衰期时，则仅发生2%以内的偏差。

除了速率法以外，还可以通过尿药排泄的亏量来计算药物动力学参数。

根据式(7)，可求得任意时刻的尿中药物量，即：

$$X_{\mathrm{u}} = \frac{k_{\mathrm{e}}X_0}{k}(1 - \mathrm{e}^{-kt}) \tag{11}$$

当 $t \to \infty$ 时，由式(11)可得：

$$X_{\mathrm{u}}^{\infty} = \frac{k_{\mathrm{e}}X_0}{k} \tag{12}$$

由式(12)减去式(11)可得亏量：

$$X_{\mathrm{u}}^{\infty} - X_{\mathrm{u}} = \frac{k_{\mathrm{e}}X_0}{k}\mathrm{e}^{-kt} \tag{13}$$

两边取对数即得：

$$\lg(X_{\mathrm{u}}^{\infty} - X_{\mathrm{u}}) = -\frac{kt}{2.303} + \lg \frac{k_{\mathrm{e}}X_0}{k} \tag{14}$$

以 $\lg(X_{\mathrm{u}}^{\infty} - X_{\mathrm{u}})$ 对 t 作图，通过斜率求 k，通过截距求 k_{e}。

生物利用度是生物药剂学的一项重要参数，反映药物在体内的吸收速度与吸收程度，可分为相对生物利用度与绝对生物利用度。测定生物利用度常用方法除用血药浓度法外，还可用尿药浓度法。尿药浓度法即应用累积尿量来计算生物利用度。

$$F_{\text{abs}}(\%) = \frac{X_{\text{u(test)}}^{\infty}}{X_{\text{u(iv)}}^{\infty}} \times 100\% \tag{15}$$

$$F_{\text{rel}}(\%) = \frac{X_{\text{u(test)}}^{\infty}}{X_{\text{u(reference)}}^{\infty}} \times 100\% \tag{16}$$

式中，X_{u}^{∞} 为尿中原型药物总量。式(15)中的参比制剂是静脉注射剂；式(16)中的参比制剂是指溶液剂或市售其他制剂。给药剂量相同。

四、仪器、材料与实验对象

1. 仪器 紫外分光光度计、离心机、分析天平、恒温水浴、离心管(5ml)、容量瓶(500ml、50ml、10ml)、移液器(包括 1ml 吸头)、移液管(2ml、5ml、10ml)、塑料试管(5ml、10ml)、滴管、洗耳球等。

2. 药品与试剂

(1) 维生素 B_2 片剂(5mg/片)。

(2) 0.02mol/L 乙酸液。

(3) 冰乙酸。

(4) 连二亚硫酸钠（保险粉）。

3. 实验对象 健康男性志愿者，体重 60~80kg，禁食一夜(自由饮水)。

五、实 验 内 容

1. 维生素 B_2 标准曲线的制备

(1) 原理：维生素 B_2 的异咯嗪环上具有活泼的双键，能接受和放出氢原子，在保险粉的作用下，能还原为无色双氢核黄素，利用这一特性，可以由加入保险粉前后两次测得的吸收度的差值来计算尿液中维生素 B_2 的含量。

(2) 标准溶液的制备：精密称取 105℃干燥 2h 的维生素 B_2 50mg，于 500ml 容量瓶中，加入 0.02mol/L 乙酸液 300ml，置水浴加热溶解后，放冷至室温，再用 0.02mol/L 乙酸液稀至刻度，摇匀即得 100μg/ml 维生素 B_2 储备液，然后加入甲苯覆盖上面，置凉暗处保存或密闭、置阴凉处保存。

(3) 标准曲线的制备：分别精密吸取储备液 0.1ml、0.3ml、0.5ml、1.0ml、2.0ml、3.0ml，置于 10ml 容量瓶中，用酸化蒸馏水(每 100ml 蒸馏水中含 1ml 冰乙酸)稀释至刻度，摇匀，以酸化蒸馏水作空白对照，在 444nm 波长处测定吸光度。然后，在每管中各加保险粉约 3mg，摇匀，在 1min 内再次测定吸光度。两次测定值之差，即为维生素 B_2 的吸光度，以此值为纵坐标，浓度为横坐标，绘制标准曲线，求标准曲线方程。

2. 试验方案设计与尿样收集

(1) 服药前一天收集 24h 尿液。

(2) 临服药前排空小便。

(3) 早餐后立即服用维生素 B_2 片 8 片，用温水吞服不嚼碎，记录服药时间。

(4) 按服药后第 2h、4h、6h、8h、10h、12h、14h、16h 收集尿液，用量筒量取并记录尿液体积，然后，将尿液倒入盛有 0.2ml 冰乙酸的刻度试管内至 20ml，摇匀，于阴凉处避光保存。

3. 尿样处理与维生素 B_2 的测定　取经冰乙酸酸化的尿液，以酸化蒸馏水作空白对照，在 444nm 波长处测定吸光度，然后，在该尿液中加保险粉约 3mg，摇匀，在 1min 内再次测定吸光度。两次测定值之差，即为维生素 B_2 的吸光度。代入标准曲线方程，计算各时间点尿液中维生素 B_2 的浓度。

以上操作步骤均需注意避光。

4. 数据处理　采用实测值法或药物动力学软件对尿药浓度-时间数据进行处理，求相关药物动力学参数。

5. 操作注意事项

(1) 每次收集尿液后饮 200ml 左右的水以维持尿量。

(2) 每次大便时收集小便，切勿损失。

(3) 实验期间(包括服药前一天)控制食谱，不吃富含维生素 B_2 的食物，如蛋类、牛奶、麦乳精、奶糖，并不得服用含 B 族维生素的药品。

六、实验结果与讨论

1. 标准曲线制备　将测得的各浓度的维生素 B_2 标准溶液的吸光度数值填入表 8-1，采用最小二乘法，求出标准曲线方程和相关系数。

表 8-1　维生素 B_2 标准溶液的吸光度值

浓度(C)(μg/ml)	1	3	5	10	20	30
吸光度(A_1)						
吸光度(A_2)						
ΔA						
标准曲线方程						
相关系数						

2. 服药后尿液收集与数据测定 具体数据见表 8-2～表 8-5。

表 8-2 空白尿药测定数据

A_1(未加保险粉)	A_2(加保险粉)	A_1-A_2	C

空白尿液体积(ml)：_____
空白尿中排泄维生素 B_2 的总量(ΔX_u)：_____
平均每 2h 排泄维生素 B_2 的量(μg)：_____

表 8-3 尿样的原始记录

试管号	集尿时间(h)	集尿时间间隔(h)	尿量(ml)
空白			
1			
2			
3			
4			
5			
6			
7			

表 8-4 尿药测定记录

试管号	A_1(未加保险粉)	A_2(加保险粉)	A_1-A_2	C
空白				
1				
2				
3				
4				
5				
6				
7				

表 8-5 尿药法动力学分析记录

试管号	Δt (h)	t_c (h)	ΔX_u^∞ (mg)	$\dfrac{\Delta X_u}{\Delta t}$ (mg/h)	$\lg\dfrac{\Delta X_u}{\Delta t}$
空白					
1					
2					
3					
4					
5					

续表

试管号	Δt (h)	t_c (h)	ΔX_u^∞ (mg)	$\dfrac{\Delta X_u}{\Delta t}$ (mg/h)	$\lg \dfrac{\Delta X_u}{\Delta t}$
6					
7					

注：Δt. 集尿时间间隔；t_c. 中点时间；ΔX_u. 体内维生素 B_2—相同时间间隔内空白尿中维生素 B_2 排泄量；$\dfrac{\Delta X_u}{\Delta t}$. 平均尿药速率。

3. 药物动力学参数计算

(1) 直线斜率(b)：以 $\lg \dfrac{\Delta X_u}{\Delta t}$ 对中点时间 t_c 回归，求直线斜率 b。

(2) 消除速率常数(k)：$k = -2.303 \times b$。

(3) 生物半衰期($t_{1/2}$)：$t_{1/2} = \dfrac{0.693}{k}$

(4) 计算口服给药后尿液中维生素 B_2 排泄总量(X_u^∞)、排泄量百分率。X_u^∞ 可近似由 16h 内总排泄药量替代。

七、思 考 题

1. 尿药浓度法测定药物动力学参数需要的条件是什么？

2. 尿药排泄速率法和亏量法求药物动力学参数的优缺点各是什么？

参 考 文 献

刘建平，2007. 生物药剂学实验与指导. 北京：中国医药科技出版社.

刘建平，2016. 生物药剂学与药物动力学. 5 版. 北京：人民卫生出版社.

印晓星，杨帆，2017. 生物药剂学与药物动力学(案例版). 2 版. 北京：科学出版社.

(黄桂华)

Experiment 9 *In Situ* Single-Pass Intestinal Perfusion of Sulfadiazine Sodium in Rats

Ⅰ. Preview requirement

1. Be familiar with the method of measuring the oral absorption by *in situ* single-pass intestinal perfusion.

2. Review the anatomy knowledge about the digestive tract and small intestinal intubation operation.

3. Be familiar with the principle of HPLC.

II. Purpose

1. To master the method of *in situ* single-pass intestinal perfusion experiment in rats.

2. To master the calculation of drug absorption rate constant(k_a) and the effective permeability coefficient(P_{eff}).

III. Principle

Oral administration is the most common route for drug dosing compared with intravenous, intramuscular, subcutaneous injections or inhalation, due to the convenience of administration. However, this route exhibits absorption variability because of many biological processes involved. For example, variations in oral bioavailability can take place due to individual differences in the pre-systemic metabolism of drugs by both gut and liver. Dissolution of a drug into gastrointestinal (GI)fluid and the permeation of such dissolved drug through the intestinal wall and into the circulation system are two major processes of oral drug absorption. These processes are complex and are governed by physicochemical properties such as compound solubility and permeability, as well as physiological properties including the pH environment and metabolic enzyme activity in the gastrointestinal tract(GIT). To accurately predict the oral absorption of drugs, a number of research methods have been developed to investigate the permeability of oral including *in vivo, in vitro*, and *in situ* approaches.

In vivo method refers to the collection of blood and urine at different times after oral administration, and then the concentration of the drug will be determined. Finally, the drug concentration versus time profiles will be drawn and the pharmacokinetic parameters will be calculated to evaluate the speed and extent of the drug absorption. With all the factors such as physical and chemical properties of drugs, dosage form and physiological state of experiment animals taken into consideration, this method is able to study the overall absorption of the drug in the whole body. However, it is difficult to study the absorption mechanism of drugs from the cellular or molecular level by this method. And more, the intestinal absorption cannot be investigated specifically.

In addition to *in vivo* method, *in vitro* methods are also commonly used to study the intestinal absorption mechanism. *In vitro* methods include everted gut sacs, tissue flux chambers and cell line models. Everted gut sacs model has been used to study drug absorption since 1954 and is still widely used nowadays. When this model is applied, small intestine from animals needs to be everted and divided into several gut sacs in Krebs-Ringer's(K-R) buffer. Then, the gut sacs are incubated in the K-R buffer containing the test drug. Samples are obtained from both sides of the intestinal wall at different time. Later, drug concentration will be detected to evaluate the absorption of the drug. This method can be used to study the transport mechanism of biological membrane. However, the detailed pharmacokinetic parameters are not available, and gut sacs are easily out of activity for lacking the support of blood and nerves. Tissue flux chamber model employs isolated small intestine. The pieces of small intestine are fixed in flux chambers. Then, both supplying chamber and receiving chamber are filled with the buffer containing the drug or pure buffer, separately. Finally, the drug concentration in samples obtained from chambers at different times will be detected. This method is usually used to compare the drug absorption of different parts of gut. Cell line models, e.g. Caco-2 cells, MDCK cells and IEC-18 cells, are widely used to study drug absorption. Cell line models can simulate small intestine wall *in vitro* and are often used to study the absorption mechanism of drugs in various ways. However, Caco-2 cell model lacks some drug metabolizing enzymes and mucus layer compared with human intestinal epithelial cells. This model also needs a longer culturing time to obtain monolayer membrane for absorption assessment. Instead, MDCK cell model has been developed with a short culture period. Nevertheless, the apparent permeability coefficient of MDCK cell model can be influenced by various factors such as culture conditions. Therefore, it is very important to choose suitable models according to different purposes and needs.

The *in situ* single-pass perfused rat intestinal model was first developed by Amidon group at the University of Michigan. His group studied variations of the methodology including site-specific studies on different segments of the intestine. The *in situ* rat jejunum model provides good correlation with human absorption and is also useful in evaluating potential drug-drug interactions. *In situ* intestinal models have significant advantages over above-mentioned *in vivo* and *in vitro* models. By using the *in situ* model approach, site-specific absorption and metabolism investigations can be integrated, and whereby physiological and physicochemical factors affecting absorption are studied by using specific segments of the intestine. More importantly, it is one approach recommended by the FDA to be used for BCS classification of drug candidates. However, attention should be paid for anesthetic used since anesthesia might have significant effects on intestinal drug absorption.

In this experiment, sulfadiazine, a medicine approved for medical use in the United States in 1941, is selected for intestinal permeability test. Sulfadiazine is a white and odorless crystalline powder with slightly bitter taste. Sulfadiazine is on the World Health Organization's List of Essential Medicines, the most effective and safe medicines needed in a health system. As an antibiotic, sulfadiazine sodium combined with pyrimethamine is the first choice for the treatment of toxoplasmosis. It is also a second-line treatment drug for otitis media, prevention of rheumatic fever, chancroid, chlamydia and infections by Haemophilus influenza. The most common dosage form of sulfadiazine is tablet. It may cause side effects including nausea, diarrhea, headache, fever, rash, depression and pancreatitis, so patients who have severe liver dysfunction, kidney dysfunction, or porphyria should not take sulfadiazine.

It is integral to study the intestinal absorption of sulfadiazine by using the *in situ* single-pass perfused rat intestinal model. Intestinal perfusion is to intubate the intestinal segment of interest and perfuse it with buffer containing the drug. Then, the buffer is sampled at different times, and the samples will be detected. This model ensures the integrity of the enteric nervous system, endocrine state and the supply of blood and lymph, which can improve the biological activity of the tissue, and simulate the intestinal absorption in the body. Intestinal perfusion can be divided into single pass intestinal perfusion and circulating intestinal perfusion.

Drug absorption rate constant(k_a) and the effective permeability coefficient(P_{eff}) are calculated for the *in situ* single-pass intestinal perfusion method by using following equations:

$$k_a = \left(1 - \frac{C_{out}V_{out}}{C_{in}V_{in}}\right) \times \frac{Q_{in}}{\pi r^2 l} \tag{1}$$

$$P_{eff} = -\frac{Q_{in}}{2\pi r l} \times \ln\left(\frac{C_{out}V_{out}}{C_{in}V_{in}}\right) \tag{2}$$

Where Q_{in} is the single-pass perfusion flow rate(ml/min), C_{in} and C_{out} are the drug concentrations in the ingoing and outgoing perfusate(μg/ml), V_{in} and V_{out} are the perfused volume in the ingoing and outgoing perfusate(ml), l is the perfused intestine length(cm), r is the radius of intestine(cm) and an intestinal radius of 1.75 cm or 1.5 cm is often used for jejunum and ileum, respectively.

Perfusion fluid volume is corrected as follows: 500 μl inflow liquid is aspirated precisely into a clean weighed glass vial. Then, the mass of the inflow liquid is measured as M_{in}, which can be used to calculate calibrated density of inflow liquid as ρ_{in}. The M_{out} and ρ_{out} of outflow liquid are measured similarly. Generally, inflow and outflow liquid show identical density, V_{out}/V_{in} can be therefore considered approximately as M_{out}/M_{in}. k_a and P_{eff} are calculated by using following equations:

$$k_a = \left(1 - \frac{C_{out}M_{out}}{C_{in}M_{in}}\right) \times \frac{Q_{in}}{\pi r^2 l} \tag{3}$$

$$P_{eff} = -\frac{Q_{in}}{2\pi r l} \times \ln\left(\frac{C_{out}M_{out}}{C_{in}M_{in}}\right) \tag{4}$$

Where Q_{in} is the single-pass perfusion flow rate(ml/min), C_{in} and C_{out} are the drug concentrations in the ingoing and outgoing perfusate(μg/ml), M_{in} and M_{out} are the mass in the ingoing and outgoing perfusate(ml), l is the perfused intestine length(cm), r is the radius of intestine(cm) and an intestinal radius of 1.75 cm or 1.5 cm is often used for jejunum and ileum, respectively.

Ⅳ. Instruments, materials and animals

1. Instruments　All instruments required for the *in situ* single-pass perfusion model include HPLC-UV systems, surgical scissors, ophthalmological forceps, surgical suture, analytical balance, rat-catch gloves, peristaltic infusion pump, thermostatic water bath, small animal fixing device, heat lamp, vortex, pipette(1ml, 0.1ml), centrifuge, centrifuge tube, beaker(250ml), measuring cylinder, sample collection vials, 1ml syringe, and EP tubes(10ml, 1.5ml, 0.5ml).

2. Reagents and drugs

(1) Sulfadiazine sodium.

(2) 25% urethane: 25g of the Ethyl carbamate are dissolved in 100ml normal saline.

(3) Krebs-Ringer buffer consists of 7.8g sodium chloride, 0.35g potassium chloride, 0.37g calcium chloride, 1.37g sodium bicarbonate, 0.32g monosodium phosphate, 0.02g magnesium chloride, 1.4g glucose dissolved in 1000ml distilled water. The pH of Krebs-Ringer buffer was adjusted to pH 7.4.

(4) Normal saline.

(5) Methanol.

3. Animals Male or female Sprague Dawley rats weighting 200-250g can be purchased from appropriate vendor, and allowed to standard chow and water under standard husbandry conditions($25℃ \pm 2℃$), 60%-80% relative humidity and 12h photoperiod. They are allowed to acclimate for 1 week in a 12h light/dark cycle with lights turned on at 9: 00 am, and are fasted for 12h with free access to water prior to perfusion study.

Ⅴ. Experimental

1. Preparation of the perfusion solution Perfusion buffer is prepared by dissolving 20mg sulfadiazine sodium in Krebs-Ringer buffer. Precisely weighed zomg sulfadiazine sodium is put into a 1000ml volumetric flask. Then 990ml of the Krebs-Ringer buffer is measured with a measuring cylinder and transferred them the volumetric flask. After that, the volumetric flask is shaken to make the sulfadiazine sodium dissolve. Then, the Krebs-Ringer buffer is added into the volumetric flask until the liquid level reaches the degree scale of the volumetric flask. In this way, perfusion buffer containing 20μg/ml sulfadiazine sodium is obtained. The perfusion buffer should be preheated in the thermostatic water bath before the experiment and kept in the 37℃ water bath during all the processes of the perfusion.

2. Experimental procedures

(1) Before conditioning of the perfusion flow rate, peristaltic pump should be turned on to choose the perfused flow direction of the rotor, and then paused to connect the tubing with the peristaltic pump. Care needs to be taken that the air inside the tubing should be purged before inserting the tubing into intestine of the rat. After purging, the normal saline is pumped into an empty beaker which has been weighed before, and the beaker is weighed again after 10min collection of the normal saline pumped, the difference between the two weights is equal to the mass of the collected normal saline. After measuring the volume of the collected solution, the flow rate of the peristaltic pump can be calculated.

(2) All the vessels filled with the normal saline or the Krebs-Ringer buffer are put in the thermostatic water bath which is preheated and incubated for 20min before perfusion.

(3) Male Sprague Dawley rats weighing about 200-250g are fasted for 12h with free access to water prior to drug administration. Rats are anesthetized by using an intraperitoneal injection of 25% urethane(0.5ml/100g), followed by a supine position fixing. Catch the rat with the protection of the gloves, and then use a syringe to puncture the peritoneum at the ventral midline of the rat, pump back the syringe to check if there is any blood flow into the syringe. If not, urethane is intraperitoneally injected.

(4) A 3cm abdominal cavity is opened along the ventral midline. Firstly, find the last rib of the rat, then make the cavity on the position under the rib. The distance between the cavity and the last rib is approximate 1.5cm. The operation should be careful to prevent the organs from damaging. The key point of the *in situ* perfusion is to keep the rat alive and keep the vitality of intestine. A small cavity and the careful operation can improve the accuracy and the success of the experiment. Small intestine is then surgically exposed and 10-15cm of jejunum is cannulated with silicone tubing for perfusion; The connection part between the silicone tubing and intestine needs to be ligatured tightly.

(5) The ligated segment is rinsed with 30ml preheated normal saline(37℃). If there are still visible residuals in the intestine, the intestine should be continuedly rinsed until it becomes clean.

(6) Preheated perfusion buffer containing 20 μg/ml sulfadiazine sodium(37℃) in Krebs-Ringer buffer is pumped through intestinal segment at 1ml/min for 3-5min, to wash out the residuals in the intestine, and then the flow rate is reduced to 0.3ml/min for 20min by a peristaltic pump. After 20min equilibrium, perfusion at a flow rate of 0.3ml/min is carried out for another 60min. The inlet is immersed in the perfusion buffer, which is put in a weighed vial.

(7) Six clean glass vials are weighed and marked, respectively. Perfusate is collected into a new weighed glass vial every 10min. Each of tested vial and collection vial(with samples inside)should be weighed again and replaced rapidly with a new weighed vial at the sampling time point. Therefore, the mass of solution perfused and collected can be calculated from the difference of the weight.

Care should be taken to handle the small intestine gently and to minimize surgery trauma in order to maintain an intact blood supply. The wound Should be covered with gauze or cotton which is kept wet with saline. Make sure that no severe damage occurs in intestine during the whole process. The length and radius of intestinal segment should be measured after the last sample collection. Finally, the animal should be euthanized with a cardiac injection of saturated solution of KCl or excessive amount of urethane.

3. Preparation of rat intestinal perfusate samples   The perfusate sample needs to be processed immediately after the collection. 100μl of each rat intestinal perfusate sample is transferred with pipette into a new 1.5ml EP tube and 100μl of the perfusion buffer is transferred with pipette into the corresponding EP tubes. Then, 200μl methanol is added into each 100μl rat intestinal perfusate sample to precipitate the protein. The mixture should be swirled by vortexing for 3min continuously, and then centrifuged at 13 000 r/min for 15min. After centrifugation, 100μl of the supernatant is aspirated into a new 0.5ml EP tube for measurement.

4. Preparation of calibration standards of sulfadiazine sodium The stock solution of sulfadiazine sodium is prepared in methanol and then diluted with methanol to a series of working solutions. 50mg sulfadiazine sodium is precisely weighed and transferred into a 25ml volumetric flask. 23ml methanol is measured with a measuring cylinder and transferred into the volumetric flask. After that, the volumetric flask is gently shaken to make the sulfadiazine sodium dissolve. Then, methanol is added into the volumetric flask until the liquid level reaches the degree scale of the volumetric flask. In this way, the stock solution of sulfadiazine sodium is obtained at a concentration of 2mg/ml. A proper amount of sulfadiazine sodium stock solution is diluted with methanol to obtain a series of working solutions with final concentrations of 20μg/ml, 40μg/ml, 100μg/ml, 200μg/ml, 300μg/ml, 400 μg/ml. Thereafter, blank perfusates are spiked with the working solutions to construct the calibration solutions. 5μl of each working solution is added into 95μl blank perfusion buffer to produce calibration perfused samples with final concentrations of 1μg/ml, 2μg/ml, 5μg/ml, 10μg/ml, 15μg/ml, 20μg/ml, respectively. Finally, 200μl methanol is added into each 100μl of calibration standard. The mixture should be swirled by vortexing for 3min continuously, and then centrifuged at 13 000r/min for 15min. After centrifugation, 100μl of the supernatant is aspirated into a new 0.5ml EP tube.

5. Determination of rat intestinal perfusate samples with HPLC The HPLC analysis is carried out on a shimadzu liquid chromatographic system equipped with a GDU-20A$_5$ degasser, a SIL-20A autosampler, a CTO-10AS$_{VP}$ column oven and a SPD-M20A diode array detector. Chromatographic separation is performed at 25℃ on a reversed-phase Welch Ultimate LP C18 column(4.6mm×250mm, 5μm), using an isocratic elution with a mobile phase consisting of water-methanol(35 : 65, v/v) pumped at a flow rate of 1ml/min. The injection volume is 20μl. Sulfadiazine sodium can be detected at the wavelength of 254nm and the total running time was set at 10min. The main validation parameters of the analytical method should be in agreement with CFDA analytical method validation guidelines.

All processed samples are manually injected for HPLC analysis. The concentration of sulfadiazine sodium(C) is treated as abscissa, and the drug peak area(A) is treated as the ordinate. The calibration curve equation is calculated by the linear regression with C and A. C_{in} and C_{out} can be calculated by the calibration equation.

Ⅵ. **Results and Discussion**

1. Calibration curve parameters of sulfadiazine sodium by HPLC-UV method(Table 9-1).

Table 9-1   Calibration curve of sulfadiazine sodium in perfusate

Calibration standard concentration (μg/ml)	Peak area	Back calculated concentration	Accuracy
1			
2			
5			
10			
15			
20			

Calibration curve: _____

Correlation coefficient: _____

2. Perfusate collection and mass calculation(Table 9-2).

Table 9-2   Masses of samples at each collection time

Time(min)	mass(vial+perfusate, g)	mass(vial, g)	M_{out}(g)	mass (before the perfusion)	mass(after the perfusion)	M_{in}(g)
10						
20						
30						
40						
50						
60						

3. To calculate the absorption rate constant k_a and the apparent permeability coefficient P_{eff}, the experimental data should be processed and filled in Table 9-3.

Table 9-3   Absorption parameter calculation for each collection time

Time (min)	$\dfrac{M_{out}}{M_{in}}$	C_{out}	$\dfrac{C_{out}}{C_{in}}$	$C*M$	$1-C*M$	$\ln(C*M)$	k_a	P_{eff}
10								
20								
30								
40								
50								
60								

Where $C*M= [C_{out}/C_{in}] * [M_{out}/M_{in}]$.

VII. Questions

1. Please briefly introduce the significance of *in situ* intestinal absorption experiment applied in pharmacokinetic studies.

2. *In situ* intestinal circulating perfusion is another perfusion approach for internal permeability test. Please search published literatures and design an experiment of sulfadiazine sodium absorption by *in situ* intestinal circulating perfusion. Please include the principle, experimental method, the data processing and parameter calculation on your lab report.

References

Liu JP, 2016. Biopharmaccutics and pharmacokinetics. 5th edition. Beijing: People's Medical Publishing House.
Qin C, 2015. Laboratory animal science(2nd edition). Beijing: People's medical publishing house.
Yin XX, Yang F, 2017. Biopharmaceutics and pharmacokinetics. 2nd edition. Beijing: Science Press.

(Huang Jiangeng)

Experiment 10　Tissue Distribution of Sulfadiazine Sodium in Mice Following Ⅳ Bolus Administration

Ⅰ. Preview requirement

1. Be familiar with the knowledge about the drug distribution.
2. Review the skill of mouse tail vein injection.
3. Be familiar with the principle of HPLC.

Ⅱ. Purpose

1. To master experimental skill of mouse tail vein injection and tissue collection.
2. To understand the principle of *in vivo* drug distribution.

Ⅲ. Principle

Tissue distribution *in vivo* refers to the dynamic process of drug transported into tissues. Distribution is one of the basic processes in the ADME behavior of drugs and plays an important role in their pharmacokinetic behavior, pharmacological and toxicological responses. Once a drug enters into systemic circulation by absorption or direct administration, it must be distributed into the target site to exhibit its pharmacological effects, and each organ or tissue can receive different doses of the drug and the drug can remain in different organs or tissues for a varying amount of time. Even if systemic absorption is instantaneous, which it is not in fact, tissue distribution also takes time and it occurs at various rates and to various extents.

There are several factors which determine the distribution pattern of a drug with time. These factors include the delivery to tissue by blood, ability to cross tissue membranes, binding within blood and tissues, and partitioning into fat. Tissue uptake from blood, commonly called extravasation, continues toward equilibrium of the diffusible form if the drug is perfused between tissue and blood. The drug is easily distributed in highly perfused organs such as the liver, heart and kidney. Meanwhile, it is distributed in small quantities through less perfused tissues like muscle, fat and peripheral organs. The drug can be moved from the plasma to the tissue until the equilibrium is established. The excessive accumulation of drug in a tissue may produce toxic effects, and drug distribution study can provide essential information for pharmacodynamics and safety evaluation. Through the tissue distribution study, we can understand the distribution of experimental drugs in laboratory animals, the major cumulative organ or tissue and the accumulation degree, etc.

The tissue-to-plasma equilibrium distribution ratio can greatly vary depending on whether a drug is readily bound to plasma proteins or not. Two types of processes, namely binding to tissue components, uptake and efflux transporters mediated transport, are involved in determining the ratio. The fraction of drug in body located in plasma depends on its binding to both plasma and tissue components. A compound may have a great affinity to plasma proteins, but may still exist primarily in tissues if the tissues have an affinity even greater than that of plasma. Unlike plasma binding, binding of a drug to tissue components cannot easily be measured. The tissue needs to be homogenized and disrupted, with a resulting loss of its integrity. Even so, tissue binding is also critical in drug distribution.

Tissue distribution can be rate-limited by either perfusion or permeability. A perfusion-rate limitation takes place when tissue membranes do not become an essential barrier for distribution. As expected, this condition is likely to happen for small lipophilic drugs freely diffusing across lipid membranes of the body. As cell membrane resistance increases, the rate limitation moves from perfusion to permeability. The increase in resistance may emerge for the same drug crossing membranes of increasing thickness. Moreover, for the same membrane barrier, resistance increases with increasing size and polarity of the drug. A permeability-rate limitation occurs particularly for polar compound diffusion across tightly knit lipoidal membranes.

The extent of tissue distribution can be calculated by the ratio of the dose administered and the concentration in plasma achieved after distribution throughout the body is complete. After equilibrium, the extent of distribution is defined by apparent volume of distribution(V), which is a critical parameter for drug distribution:

$$V = \frac{\text{Amount in body at equilibrium}}{\text{Plasma drug concentration}} = \frac{X}{C}$$

Apparent volume of distribution is very useful in relating amount in body to plasma concentration and it varies widely with a large range of 3 to 40 000 L. In some case, a value may be far in excess of total body size for apparent volume of distribution. Knowing plasma volume V_p and volume of distribution, V, the fraction of drug in body within and outside plasma can be estimated. It is evident that the larger the volume of distribution, the smaller is the fraction in plasma. Apparent volume of distribution can be interpreted in terms of drug distribution having recourse to physiological models involving drug binding to plasma proteins and tissue components. Volumes of distribution needs to be determined early in drug development stage and those having a large apparent volume of distribution may be selected to obtain a long terminal elimination half-lives even for drugs having a relatively high clearance.

Different *in vitro* and *in vivo* approaches have been developed for the investigation of tissue distribution. *In vitro* distribution studies generate relevant basic information about drug distribution behavior. This kind of studies, which at the simplest level can be limited to investigation of the oil/water partition coefficient in n-octanol or partition capability in immobilized artificial membranes, can be further extended by using biological material, pure albumin protein, mixtures of plasma proteins, tissue homogenates, or subcellular fractions. The performance of *in vitro* binding studies involves tissues obtained from experimental animals or humans(biopsy or necropsy)first being subjected to an automatic or manual homogenization processing procedure. Thereafter, homogenates are often subjected to equilibrium dialysis against a solution containing the drug by using a semi-permeable membrane and dialysis cell.

Investigation of the overall pharmacokinetics of the drug of interest requires understanding of both processes involved in drug disposition and the relative contribution of individual organs to all processes. Such contribution can be studied by an *ex vivo* approach, such as the isolated perfused organ technique, which can be regarded as an intermediate methodology between *in vitro* and *in vivo* methods. Tissue distribution can also be measured *in vivo* by determining drug levels in tissue interstitial fluid. Currently, these old approaches for *in vivo* investigations have been progressively replaced by several novel methodologies such as tissue microdialysis or the recently developed imaging techniques including positron emission tomography and nuclear magnetic resonance spectroscopy. Actually, *in vitro* studies give basic information regarding tissue binding and the specific or non-specific properties of the distribution processes. However, such information is not sufficient to predict *in vivo* pharmacokinetic behavior; Therefore, *in vitro*, *ex vivo* and *in vivo* techniques should be combined for a complete study of drug distribution.

In this experiment, sulfadiazine sodium is selected as a model drug to investigate its tissue distribution. After dosing, a number of mouse tissues including liver are harvested. Then, HPLC method is used to determine the concentrations of the sulfadiazine sodium. Administering a drug intravascularly ensures that the entire dose enters the systemic circulation. By rapid injection, elevated concentrations of drug can be promptly achieved; by continuous infusion at a controlled rate, a constant concentration can be maintained. With no other route of administration can plasma concentration be as promptly and efficiently controlled. Of the two intravascular routes, the i.v. is the most frequently employed. Intra-arterial administration, which has greater inherent manipulative dangers, is reserved for situations in which drug localization in a specific organ or tissue is desired. It is achieved by inputting the drug into artery directly supplying the target tissue. To define the tissue distribution characteristics of sulfadiazine sodium in mice, the temporal changes of drug in plasma following i.v. administration will be analyzed. Before experiment, few terms need to be defined to understand the tissue distribution better.

Ⅳ. Instruments, materials and animals

1. Instruments All instruments required for tissue distribution study of sulfadiazine sodium in mice following IV bolus administration include HPLC-UV systems, high speed tissue homogenizer, surgical scissors, ophthalmological forceps, analytical balance, mouse-catch gloves, small animal fixing device, heat lamp, vortex, pipette(1ml, 0.1ml), centrifuge, centrifuge tube, beaker(250ml), 1ml syringe, filter paper and EP tubes(10ml, 1.5ml, 0.5ml)

2. Reagents and drugs

(1) Sulfadiazine sodium.

(2) 25% urethane: 25g of the Ethyl carbamate are dissolved in 100ml normal saline.

(3) Heparin sodium solution(500 U/ml).

(4) Normal saline.

(5) Methanol.

3. Animals Male or female Kunming mice weighing around 20-25g can be purchased from appropriate vendor, and allowed to standard chow and water under standard husbandry conditions(25℃±2℃), 60%-80% relative humidity and 12 h photoperiod. They are allowed to acclimate for 1 week in a 12 h light/dark cycle with lights turned on at 9: 00 am.

Ⅴ. Experimental

1. The animal study Male or female Kunming mice weighing about 20-25 g are anesthetized by using an intraperitoneal injection of 25% urethane(0.5ml/100g). Puncture the peritoneum at the ventral midline of the mouse with a syringe and pumpback the syringe to check if there is any blood. If not, urethane can be intraperitoneally injected. After being anesthetized, six mice are received an intravenous dose of 100mg/kg of sulfadiazine sodium prepared in normal saline by caudal vein injection with 1ml injection syringe. The intravenous injections are as follows. Wipe the mouse tail with a cotton ball which is wetted by the 70% alcohol or the warming water. Both alcohol and warming water can make the caudal vein more obvious for intravenous injection. Choose one caudal vein, stretch the tail, and insert the needle into the vein for drug administration. To ensure the needle is inserted into the vein, the syringe gently to check whether there is any blood into the syringe.

The mice are euthanized at 5min, 30min and 60min post-dose, respectively. Then, mouse tissues such as brain, liver, spleen, lung and kidney are collected after cardiac perfusion with 30ml normal saline. After an abdominal cavity is opened along the ventral midline, cardiac perfusion is performed by using a syringe puncture into left ventricle and purge normal saline from left ventricle to right ventricle. To make sure that the blood has been completely removed from the tissues of interest, the color of all tissues including brain, liver, spleen, lung and kidney are checked. After cardiac perfusion, surgical scissors are used to cut the connection part between the liver and the abdominal cavity to harvest the liver. An intact liver is quickly taken out and transferred into a plate which contains the iced normal saline. Similarly, surgical scissors are used to dissect out the brain and collect spleen, lung and kidney. Another set of mice are injected the same volume of the normal saline instead of sulfadiazine sodium by tail vein injection. Then, blank tissues including brain, liver, spleen, lung and kidney are harvested for the preparation of the calibration curve. The whole tissue should be weighed and part of each tissue is used for homogenization.

Tips: When you inject sulfadiazine sodium into the caudal vein, push the pump of the syringe slowly, and if you feel the resistance of injection, it means you do not insert the needle into the vein and you should abort the injection and change to another mouse for intravenous injection. Due to the loss of the sulfadiazine sodium which is injected into the subcutaneous tissue, accurate dose should be required for the new injection. Care should be taken to insert the needle into the same place of the heart which is made by the first-time perfusion when the heart cannot pump the normal saline into the liver as the result of the presence of the leaks during the cardiac perfusion. To wash the blood out of the liver in a better way, cotton ball can be used to press the liver gently. Liver must be collected after you see that its color turns into yellow.

2. Sample preparation The sample preparation is carried out immediately after the sample collection. For tissue samples, approximately 100mg of brain, liver, spleen, lung or kidney is homogenized in 3 volumes of deionized water. A new EP tube is weighed and recorded as m_1, a small part of the liver which is dried by a new filter paper is transferred into the weighed EP tube and the tube is weighed again. The difference between the second weight(m_2) and the first weight(m_1) is the exact mass of the liver in the EP tube. And approximately 100mg of the liver is collected in the EP tube. 100mg of liver tissue is chopped into pieces and mixed with 0.3ml deionized water, and then the mixture is homogenized by a high-speed tissue homogenizer. Similarly, other tissues such as brain, spleen, lung and kidney are homogenized by adding 3 volumes of deionized water.

After homogenization, 100μl of the mouse liver, brain, spleen, lung and kidney homogenates are taken into new EP tubes, respectively, and then 300μl methanol is added to precipitate the protein of the tissue. The mixture should be continuously vortexed for 5min and then centrifuged at 15 000 r/min for 15min. After centrifugation, 100μl of the supernatant is aspirated into new 0.5ml EP tubes. In case of mixing the supernatant and the precipitated protein, care needs to be taken to handle the processed samples when taking the EP tubes out of the centrifuge and aspirating the supernatant out of the tubes.

3. Preparation of calibration standards of sulfadiazine sodium The stock solutions of sulfadiazine sodium is prepared in methanol and then diluted with methanol to a series of working solutions. 50mg sulfadiazine sodium is precisely weighed and transferred into a 25ml volumetric flask by using a measuring cylinder to take 23ml methanol into the volumetric flask. After that, the volumetric flask is gently shaken to make the sulfadiazine sodium dissolve. Then, dropper tool or the pipette is used to add the methanol into the volumetric flask until the liquid level reaches the degree scale of the volumetric flask. In this way, the stock solution of sulfadiazine sodium is obtained at a concentration of 2mg/ml. A proper amount of sulfadiazine sodium stock solution is diluted with methanol to obtain a series of working solutions with final concentrations of 20μg/ml, 40μg/ml, 100μg/ml, 200μg/ml, 400μg/ml, 1000μg/ml. Thereafter, blank tissue homogenates are spiked with the working solutions to construct the calibration solutions. 5μl of each working solution is added into 95μl blank tissue homogenate to prepare calibration standards with final concentrations of 1μg/ml, 2μg/ml, 5μg/ml, 10μg/ml, 20μg/ml, 50μg/ml, respectively. Finally, 300μl methanol was added into 100μl calibration standards. The mixture should be swirled by vortexing for 3min continuously, and then centrifuged at 13 000 r/min for 15min. After centrifugation, 100μl of the supernatant is aspirated into new 0.5ml EP tubes.

4. Determination of rat intestinal perforates samples with HPLC   The HPLC analysis is carried out on a shimadzu liquid chromatographic system equipped with a GDU-20A$_5$ degasser, a SIL-20A autosampler, a CTO-10AS$_{VP}$ column oven and a SPD-M20A diode array detector. Chromatographic separation is performed at 25℃ on a reversed-phase Welch Ultimate LP C18 column(4.6mm×250mm, 5μm), by using an isocratic elution with a mobile phase consisting of water-methanol(35︰65, *v/v*) pumped at a flow rate of 1ml/min. The injection volume is 20μl. Sulfadiazine sodium can be detected at the wavelength of 254nm and the total running time was set at 10min. The main validation parameters of the analytical method should be in agreement with CFDA analytical method validation guidelines.

All processed samples are manually injected for HPLC analysis. The concentration of sulfadiazine sodium(*C*)was treated as abscissa, and the drug peak area(*A*)was treated as the ordinate. The calibration curve equation is calculated by using the linear regression with *C* and *A*. The concentration of sulfadiazine sodium in different tissue homogenates can be calculated by using corresponding calibration equations.

Ⅵ. Results and Discussion

Calibration curve of sulfadiazine sodium in different tissue homogenates by using HPLC-UV method are summarized in Table 10-1-Table 10-5. The concentration of sulfadiazine sodium in mouse tissue samples at each time should be input in Table 10-6.

Table 10-1 Calibration curve of sulfadiazine sodium in brain homogenate

Calibration standard(μg/ml)	Peak area	Back calculated concentration	Accuracy
1			
2			
5			
10			
20			
50			

Calibration curve: _____
Correlation coefficient: _____

Table 10-2 Calibration curve of sulfadiazine sodium in liver homogenate

Calibration standard(μg/ml)	Peak area	Back calculated concentration	Accuracy
1			
2			
5			
10			
20			
50			

Calibration curve: _____
Correlation coefficient: _____

Table 10-3 Calibration curve of sulfadiazine sodium in spleen homogenate

Calibration standard(μg/ml)	Peak area	Back calculated concentration	Accuracy
1			
2			
5			
10			
20			
50			

Calibration curve: _____
Correlation coefficient: _____

Table 10-4 Calibration curve of sulfadiazine sodium in lung homogenate

Calibration standard(μg/ml)	Peak area	Back calculated concentration	Accuracy
1			
2			
5			
10			
20			
50			

Calibration curve: _____
Correlation coefficient: _____

Table 10-5   Calibration curve of sulfadiazine sodium in kidney homogenate

Calibration standard(μg/ml)	Peak area	Back calculated concentration	Accuracy
1			
2			
5			
10			
20			
50			

Calibration curve: _____

Correlation coefficient: _____

Table 10-6   The concentration of sulfadiazine sodium in mouse tissue samples at each time

Tissue	Time(min)	Mass(g)	Peak area	Measured concentration(μg/ml)	Drug concentration in tissue(μg/g tissue)
Brain	5				
	30				
	60				
Liver	5				
	30				
	60				
Spleen	5				
	30				
	60				
Lung	5				
	30				
	60				
Kidney	5				
	30				
	60				

Ⅶ. Questions

1. Describe the reason why cardiac perfusion is performed for tissue distribution study.

2. Analyze the characteristics of tissue distribution of sulfadiazine sodium in mice. How does the distribution behavior of sulfadiazine sodium affect its pharmacokinetic process?

3. What is the clinical significance of tissue distribution research?

References

Liu JP, 2016. Biopharmaceutics and pharmacokinetics. 5th edition. Beijing: People's Medical Publishing House.

Qin C, 2015. Laboratory animal science. 2nd edition. Beijing: People's Medical Publishing House.

Yin XX, Yang F, 2017. Biopharmaceutics and pharmacokinetics. 2nd edition. Beijing: Science Press.

(Huang Jiangeng)

Experiment 11   Determination of Pharmacokinetic Parameters of Paracetamol from urinary excretion data

Ⅰ. Preview requirement

1. Review the compartment model and basic parameters of pharmacokinetics.

2. Be familiar with the method of calculating the pharmacokinetic parameters of extravascular administration.

Ⅱ. Purpose

1. To master the principle and method of determining pharmacokinetic parameters and bioavailability from urinary excretion data.

2. To understand the characteristics of urinary excretion method and the physiological disposition of paracetamol.

Ⅲ. Principle

The *in vivo* basic processes of drug given by extravascular administration include absorption, distribution, metabolism and excretion. The absorption process reflects the rate and extent of drug into the systemic circulation. Distribution process refers to the transfer of drug from one location to another within the body, which reflects its ability to get into tissues and organs. Metabolism and excretion process represents the drug's treatment effect, duration and safety. The physiological disposition determines its concentration in plasma and site of action, thus affecting the therapeutic effect.

The *in vivo* processes of drug absorption, distribution, metabolism and excretion are not only differentiated but also linked to each other. A change in any of them usually means mutative situation in other process. So the *in vivo* processes of drugs can be measured by plasma drug concentration method and urinary excretion method. Plasma drug concentration method is more intuitive and accurate, but simultaneously it is complex and causes damage during blood sample collection. Urinary excretion method is convenient, and the subjects can avoid the pain which occurs in the blood sample collection. Therefore, considering that most drugs are excreted from urinary as their original form, urinary excretion method is usually adopted to estimate the elimination rate constant, biological half-life, bioavailability and other pharmacokinetic parameters.

Paracetamol is usually used as an antipyretic analgesic. It can be absorbed rapidly after administering oral medications, and then equally distributes in the body. A percent of 90%-95% of the drug will be metabolized in liver and is mainly excreted in combination with glucuronic acid from kidney. Urinary excretion of paracetamol includes the original(5%), glucuronided(55%-75%) and sulfated(20%-40%) drug. Therefore, the bioavailability can be determined from the urinary excretion data. Paracetamol and its metabolites can be quantitatively measured by an UV spectrometer. Paracetamol and its metabolites can be hydrolyzed into *p*-aminophenol which can react with phenol and turn into an indigo dye at the presence of sodium hypobromite. And the dye can be analyzed by its absorbance at 620nm.

For the drug applicable to single-compartment model by oral administration, the amount of the unchanged drug excreted in urine is only dependent on the amount of unchanged drug in the body. Excretion rate method can be used to estimate the pharmacokinetic parameters such as elimination rate constant, biological half-life, absorption rate constant. The rate of urinary excretion of the unchanged drug is given by

$$\frac{\mathrm{d}X_u}{\mathrm{d}t} = \frac{k_e k_a F X_0}{k_a - k}(e^{-kt} - e^{-k_a t}) \tag{1}$$

For most drugs, $k_a \gg k$, then $e^{-k_a t} \to 0$ when it is long enough, Equation(1)can be simplified as Equation(2).

$$\frac{\mathrm{d}X_u}{\mathrm{d}t} = \frac{k_e k_a F X_0}{k_a - k} e^{-kt} \tag{2}$$

After Equation(2)is written in common logarithms, the average urinary excretion rate $\dfrac{\Delta X_u}{\Delta t}$ is used to replace the instantaneous rate $\dfrac{\mathrm{d}X_u}{\mathrm{d}t}$, and t is replaced by midpoint time t_c, so Equation(2)becomes

$$\lg\frac{\Delta X_u}{\Delta t} = -\frac{k}{2.303}t_c + \lg\frac{k_e k_a F X_0}{k_a - k} \tag{3}$$

Where ΔX_u is the amount of drug excreted in the period Δt; k_e is the apparent first-order renal excretion rate constant; k_a is the apparent first-order absorption rate constant; F is the bioavailability; and X_0 is the administration dosage. When we graph $\lg\dfrac{\Delta X_u}{\Delta t}$ according to t_c the second-order curve is obtained. Hence the first-order elimination rate constant k can be gained from slope of the terminal linear portion.

Therefore, the total drug amount in urine is given by

$$X_u^\infty = X_u^{0 \to t} + X_u^{t \to \infty} = X_u^{0 \to t} + \frac{(\Delta X_u / \Delta t)_t}{k} \tag{4}$$

Furthermore, the relative bioavailability of paracetamol tablets can be calculated by

$$F_{rel}(\%) = \frac{X_{u(test)}^\infty \times X_{0(reference)}}{X_{u(reference)}^\infty \times X_{0(test)}} \times 100\% \tag{5}$$

IV. Instruments and materials

1. Instruments   Ultraviolet spectrophotometer, analytical balance, refrigerator (4℃), heating plate, pipettes(0.5ml, 1ml, 2ml, 5ml, 10ml), volumetric flasks(100ml, 250ml), beaker(1000ml), test tubes with stopper(10ml), dropper, rubber pipet.

2. Materials

(1) Paracetamol tablets(0.3 g or 0.5 g/tablet), paracetamol suspensions.

(2) 0.2mol/L NaOH solution: Dissolve 8g of NaOH with distilled water in a 1000ml beaker, and add distilled water to 1000ml.

(3) 4 mol/L HCl solution: Dilute 200ml of concentrated hydrochloric acid to 400ml with distilled water in a 1000ml beaker.

(4) Chromogenic agent

1) 1%(w/v) phenol solution: Dilute 1ml of the liquefied phenol(>99%) to 100ml with distilled water.

2) Bromine saturated solution: Mix appropriate amount of liquid bromine with distill water and put it aside for 24 h. Some liquid bromine still exists at the bottom of the solution.

3) 1mol/L Na_2CO_3 - Bromine solution: Dissolve 10.6g of anhydrous sodium carbonate(Na_2CO_3) to 100ml with distilled water. Add 15ml of the bromine saturated solution, and mix it until complete dissolution.

The chromogenic agent solution needs to be freshly prepared. Orderly add 1%(w/v)phenol solution and 10ml of 1mol/L Na_2CO_3-Bromine solution into 80ml of 0.2 mol/L NaOH solution.

V. Experimental

1. Preparation of standard stock solution   1.0g of recrystallized paracetamol dried to constant weight at 105℃ is accurately weighed and then transferred into a 250ml of volumetric flask with the addition of warm distill water to 250ml. After complete dissolution, the flask is stored in the refrigerator.

2. Preparation of calibration curve   Transfer 1.25ml, 2.5ml, 5ml, 7.5ml, 10ml, 12.5ml of standard stock solution into a 100ml of volumetric flask and add distilled water to 100ml, respectively. A series of standard solutions with the concentrations of 50μg/ml, 100μg/ml, 200μg/ml, 300μg/ml, 400μg/ml, 500μg/ml are prepared.

Preparation of the calibration curve: 1ml of each standard solution is mixed with 1ml of blank urine and 4ml of 4mol/L HCl solution in a dry test tube with stopper(10ml). Then the tube is boiled in water bath for 1h and then cooled to room temperature. The solution is diluted with distilled water to the volume of 10ml. 1ml of diluted solution is mixed with 10ml of chromogenic agent. After 40min, the absorbance is determined at 620nm by UV spectrometer. The control solution is prepared following the same procedures except that 1ml of standard solution is replaced by 1ml of distilled water.

3. Paracetamol administration and urine collection　Volunteers should not take drugs containing aminophenol within the former 48h. Volunteers are required to fast for breakfast, eliminate overnight urine after getting up and drink 150ml of water at 7: 30am. Urine is collected at 7: 55am as blank samples for preparing the calibration curve and the control solution. Volunteers are required to swallow a pill of paracetamol(0.3 g/tablet or 0.5 g/tablet) with 150ml of warm water at 8: 00am. Or they can drink suspensions containing 0.3 g or 0.5g paracetamol instead. Collect urine at the specific time listed in Table 11-1 and record its volume. About 5ml of each urine sample is added into the numbered test tube with stopper and kept in the refrigerator.

Table 11-1　Urine samples collection

No.	Time(h)	Urine volume(ml)
0	blank	
1	1	
2	2	
3	4	
4	6	
5	8	
6	10	
7	12	
8	14	
9	24	

4. Determination of paracetamol concentration in urine　1ml of urine is mixed with 1ml of distilled water and 4ml of 4mol/L HCl solution in a dry test tube with stopper(10ml). Then the tube is boiled in water bath for 1h and then cooled to room temperature. The rest processing follows the same procedures as described in the preparation of the calibration curve.

5. Precautions

(1) Urine should be collected completely on time without any loss or pollution and its volume should be accurately measured.

(2) Wash the container of urine with distilled water after each use and keep it dry.

(3) Drink water after urination when necessary.

(4) Keep the stopper loose when boiling the tube. Rinse the internal wall and stopper of the tube with distilled water to achieve complete transfer of drug solution

into the final 10ml of solution.

VI. Results and discussion

1. Fill the data of standard curve in Table 11-2 and calculate the regression equation.

Table 11-2　The data of standard curve

No.	1	2	3	4	5	6
Concentration of standard solution(μg/ml)						
Absorbance(A)						
Regression equation						

2. Calculate the urine concentration of samples according to regression equation and fill the results in Table 11-3.

3. Plot $\lg\dfrac{\Delta X_u}{\Delta t}$ versus time, conduct regression analysis according to the terminal linear portion and then calculate the value of k and X_u^∞.

Table 11-3　Data processing of paracetamol concentration in urine

Volunteers:

Dosage form:

Dose:

No.	Time (h)	Δt (h)	t_c (h)	Urine volume (ml)	Paracetamol concentration(mg/ml)	ΔX_u(mg)	$\dfrac{\Delta X_u}{\Delta t}$	$\lg\dfrac{\Delta X_u}{\Delta t}$	X_u(mg)
0	0								
1	1								
2	2								
3	4								
4	6								
5	8								
6	10								
7	12								
8	14								
9	24								

4. Statistically analgze each team data within large group, and record results in Table 11-4.

Table 11-4　Data processing of paracetamol concentration in urine

Dosage form	Volunteer No.	k(h^{-1})	X_u^{24} (mg)	X_u^∞ (mg)
Tablet	1			
	2			

continued

Dosage form	Volunteer No.	$k(\mathrm{h}^{-1})$	X_{u}^{24} (mg)	X_{u}^{∞} (mg)
	3			
	4			
	5			
	6			
	$\bar{X} \pm \mathrm{SD}$			
Suspension	1			
	2			
	3			
	4			
	5			
	6			
	$\bar{X} \pm \mathrm{SD}$			

5. Calculate the relative bioavailability of the tablets.

VII. Questions

1. Which pharmacokinetic parameters can be calculated by urinary excretion method? What are the advantages and disadvantages of this method in practice?

2. How to determinate the bioavailability of drugs from the urinary excretion data?

3. What are the advantages of the Wagner-Nelson method over Sigma-Minus method in estimating absorption rate constant?

4. What is the "flip-flop" of k_{a} and k?

References

Liu JP, 2016. Biopharmaceutics and pharmacokinetics. 5th edition. Beijing: People's Medical Publishing House.
Venkateswarlu V, 2008. Biopharmaceutics and pharmacokinetics. Hyderabad: PharmaMed Press.

Appendix

When drug is extravascular administrated, urinary excretion data is often used to calculate the pharmacokinetic parameters. The main methods include excreted rate method, Sigma-Minus method and Wagner-Nelson method. Most of the drug excreted from the urine is in the original form when extravascular administrated and the renal excretion of the drug follows first order kinetics. The urine excretion rate is in proportional to the drug content *in vivo* and the pharmacokinetic parameters such as elimination rate constant, elimination half-life and the percentage of urinary excretion can be calculated by excreted rate method.

For Sigma-Minus method in extravascular administration, the relationship between content of unchanged original drug(X_{u})and time(t)is:

$$X_{\mathrm{u}} = X_{\mathrm{u}}^{\infty} k_{\mathrm{a}} \left(\frac{1}{k_{\mathrm{a}}} + \frac{\mathrm{e}^{-kt}}{k - k_{\mathrm{a}}} - \frac{k \mathrm{e}^{-k_{\mathrm{a}}t}}{k_{\mathrm{a}}(k - k_{\mathrm{a}})} \right) \tag{6}$$

Then,

$$X_{\mathrm{u}}^{\infty} - X_{\mathrm{u}} = \frac{X_{\mathrm{u}}^{\infty}}{k_{\mathrm{a}} - k}(k_{\mathrm{a}} \mathrm{e}^{-kt} - k \mathrm{e}^{-k_{\mathrm{a}}t}) \tag{7}$$

Equation(7)shows the function relationship between the content of unchanged drug to be excreted which is the residuals($X_{\mathrm{u}}^{\infty} - X_{\mathrm{u}}$)and time(t). In general, $k_{\mathrm{a}} \gg k$, so when $t \to \infty$, $\mathrm{e}^{-k_{\mathrm{a}}t} \to 0$. Then Equation(7)becomes,

$$X_{\mathrm{u}}^{\infty} - X_{\mathrm{u}} = \frac{X_{\mathrm{u}}^{\infty} k_{\mathrm{a}}}{k_{\mathrm{a}} - k} \mathrm{e}^{-kt} \tag{8}$$

In logarithmic form,

$$\ln(X_{\mathrm{u}}^{\infty} - X_{\mathrm{u}}) = -kt + \ln \frac{X_{\mathrm{u}}^{\infty} k_{\mathrm{a}}}{k_{\mathrm{a}} - k}$$

$$\lg(X_{\mathrm{u}}^{\infty} - X_{\mathrm{u}}) = -\frac{k}{2.303}t + \lg \frac{X_{\mathrm{u}}^{\infty} k_{\mathrm{a}}}{k_{\mathrm{a}} - k} \tag{9}$$

Therefore, plot $\lg(X_{\mathrm{u}}^{\infty} - X_{\mathrm{u}})$ versus t, or plot $\ln(X_{\mathrm{u}}^{\infty} - X_{\mathrm{u}})$ versus t. Then according to the slope of the terminal linear portion of the curve, k can be calculated. When $k_{\mathrm{a}} \gg k$, the residual deficient number is

$$\frac{X_{\mathrm{u}}^{\infty}}{k_{\mathrm{a}} - k} k_{\mathrm{a}} \mathrm{e}^{-kt} - (X_{\mathrm{u}}^{\infty} - X_{\mathrm{u}}) = \frac{X_{\mathrm{u}}^{\infty}}{k_{\mathrm{a}} - k} k \mathrm{e}^{-k_{\mathrm{a}}t}$$

$\dfrac{X_{\mathrm{u}}^{\infty}}{k_{\mathrm{a}} - k} k_{\mathrm{a}} \mathrm{e}^{-kt}$ is the extrapolation number of $X_{\mathrm{u}}^{\infty} - X_{\mathrm{u}}$ calculated according to Equation(9).

Describe the equation in logarithm form, and plot the residual line. The k_{a} can be calculated according to the slope of it. But note that when we use Sigma-Minus method in extravascular administration, there must be enough urinary excretion samples of absorption phase. And it can be achieved only when the absorption of the drug is slow. However, most of drugs are absorbed quickly. It is not easy to get much urinary excretion data of absorption phase. As a result, it is difficult to calculate k_{a} accurately. And it only provides preliminary data when we use this method.

With Wagner-Nelson method, the absorption rate and extent can be determined by urinary excretion. After extravascular administration, the pharmacokinetics of the unchanged form of drug can be described as $\dfrac{\mathrm{d}X_{\mathrm{u}}}{\mathrm{d}t} = k_{\mathrm{e}} X$. So

$$X = \frac{1}{k_{\mathrm{e}}} \cdot \frac{\mathrm{d}X_{\mathrm{u}}}{\mathrm{d}t} \tag{10}$$

In equation $\dfrac{\mathrm{d}X_A}{\mathrm{d}t} = \dfrac{\mathrm{d}X}{\mathrm{d}t} + kX$, substitution of this X by X in Equation(10)yields Equation(11).

$$\frac{\mathrm{d}X_A}{\mathrm{d}t} = \frac{1}{k_e} \cdot \frac{\mathrm{d}(\frac{X_u}{\mathrm{d}t})}{\mathrm{d}t} + \frac{k}{k_e} \cdot \frac{\mathrm{d}X_u}{\mathrm{d}t} \tag{11}$$

Integrate Equation(11)from $t = 0$ to $t = t$.

$$(X_A)_t = \frac{1}{k_e}\left(\frac{\mathrm{d}X_u}{\mathrm{d}t}\right)_t + \frac{k}{k_e}(X_u)_t \tag{12}$$

When $t \to \infty$, Equation(12)becomes

$$(X_A)_\infty = \frac{k}{k_e} X_u^\infty \tag{13}$$

Divide Equation(12)by Equation(13). Then the absorption percentage of certain times can be calculated.

$$\frac{(X_A)_t}{(X_A)_\infty} = \frac{(\frac{\mathrm{d}X_u}{\mathrm{d}t})_t + k(X_u)_t}{kX_u^\infty} \tag{14}$$

When single-compartment model drugs are extravascular administrated, graphing $\ln\left[1 - \dfrac{(X_A)_t}{(X_A)_\infty}\right]$ versus t is a straight line passing through the origin and the slope is $-k_a$.

(Ying Xiaoying)

第三部分 综合性实验

实验 12 对乙酰氨基酚片溶出一致性评价

一、预 习 要 求

1. 了解仿制药—致性评价的内容和方法。

2. 了解药物 BCS 分类系统。

3. 复习固体制剂溶出度测定方法。

二、实 验 目 的

1. 掌握对乙酰氨基酚片体外一致性评价方法。

2. 掌握溶出仪的使用。

3. 熟悉 f_2 因子计算方法和溶出曲线相似度判断。

三、实 验 原 理

片剂或胶囊剂等固体制剂口服给药后，药物的吸收取决于药物从制剂中的溶出或释放、药物在生理条件下的溶解以及在胃肠道的渗透等。由于药物的溶出和溶解对吸收具有重要影响，因此，体外溶出度试验有可能预测其体内行为(口服吸收)。

生物药剂学分类系统(biopharmaceutics classification system，BCS)根据药物溶解性和渗透性的差异，将药物分为四类。

1 类：高溶解性-高渗透性药物。

2 类：低溶解性-高渗透性药物。

3 类：高溶解性-低渗透性药物。

4 类：低溶解性-低渗透性药物。

上述分类原则可作为制订体外溶出度质量标准的依据，也可用于预测能否建立良好的体内-体外相关性(*In vitro-in vivo* correlation，IVIVC)。

对于高溶解性-高渗透性药物(1 类)，药物制剂的生物利用度不受溶出行为的限制，即制剂的行为与溶液相似。在这种情况下，胃排空速度是药物吸收的限速步骤。如果药物制剂溶出比胃排空时间慢，建议在多种介质中测定溶出曲线。

对于低溶解性-高渗透性药物(2 类)，溶出是药物吸收的限速步骤，有可能建立较好的体内外相关性。对于此类制剂，建议在多种介质中测定溶出曲线。

对于高溶解性-低渗透性药物(3 类)，渗透是药物吸收的限速步骤，可能不具有好的体内外相关性，吸收程度取决于溶出速率与肠转运速率之比。

对于低溶解性-低渗透性药物(4 类)，制备口服制剂比较困难。

当口服固体常释制剂在体内的溶出相对于胃排空时间快或非常快，并且具有很高的溶解度时，药物的吸收速率和吸收程度就不会依赖于药物的溶出时间或在胃肠道的通过时间。因此，对于 BCS 分类 1 类和 3 类的药物，只要处方中的其他辅料成分不显著影响药物的吸收，则不必证明该药物在体内生物利用度和生物等效的可能性，即生物等效性豁免。

固体制剂溶出曲线的测定方法有转篮法、桨法、小杯法(《中国药典》2015年版分别称第一法、第二法和第三法)，通过改变溶出介质的 pH 和体积等条件，调节转速，以模拟药品在体内各部位的溶出情况。溶出仪在使用前需满足相关的技术要求，应能够通过机械验证及性能验证试验。必要时，可对溶出仪进行适当改装，但需充分评价其必要性和可行性。

根据《普通口服固体制剂溶出曲线测定与比较指导原则》(国家食品药品监督管理总局 2016 年第 61 号通告)，溶出试验推荐使用桨法、篮法，转速一般桨法选择 50～75 转/分，篮法选择 50～100 转/分。在溶出试验方法建立的过程中，转速的选择推荐由低到高。

溶出介质的选择应根据药物的性质，充分考虑药物在体内的环境，选择多种溶出介质进行，必要时可考虑加入适量表面活性剂、酶等添加物。在确定药物主成分稳定性满足测定方法要求的前提下，推荐选择不少于 3 种 pH 的溶出介质进行溶出曲线考察，如选择 pH 1.2、4.5 和 6.8 的溶出介质。对于溶解度受 pH 影响较大的药物，需要在更多种 pH 的溶出介质中进行考察。当采用 pH 7.5 以上溶出介质进行试验时，应提供充分的依据。水可作为溶出介质，但使用时应考察其 pH和表面张力等因素对药物及辅料的影响。介质体积推荐选择 500ml、900ml 或1000ml。

溶出曲线测定中，取样时间点可为 5min 和(或)10min、15min 和(或)20min、30min、45min、60min、90min、120min，此后每隔 1h 进行取样测定。当连续两

点溶出量均达 85%以上，且差值在 5%以内，可作为考察截止时间点选择的依据。在截止时间内，药物在所有溶出介质中平均溶出量均达不到 85%时，可优化溶出条件，直至出现一种溶出介质达到 85%以上。优化顺序为提高转速，加入适量的表面活性剂、酶等添加物。表面活性剂浓度推荐在 0.01%~1.0%(w/v)范围内依次递增，特殊品种可适度增加浓度。某些特殊药品的溶出介质可使用人工胃液和人工肠液。

溶出曲线相似性的比较，多采用非模型依赖法中的相似因子(f_2)法。该法溶出曲线相似性的比较是将受试样品的平均溶出量与参比样品的平均溶出量进行比较。平均溶出量应为 12 片(粒)的均值。

计算公式：

$$f_2 = 50 \times \lg\{[1 + \frac{1}{n}\sum_{t=1}^{n}(R_t - T_t)^2]^{-0.5} \times 100\}$$

其中，R_t 为 t 时间参比样品平均溶出量；T_t 为 t 时间受试样品平均溶出量；n 为取样时间点的个数。

采用相似因子(f_2)法比较溶出曲线相似性，适合采用 3~4 个或更多取样点且应满足下列条件：

(1) 应在完全相同的条件下对受试样品和参比样品的溶出曲线进行测定。

(2) 两条溶出曲线的取样点应相同。时间点的选取应尽可能以溶出量等分为原则，并兼顾整数时间点，且溶出量超过 85%的时间点不超过 1 个。

(3) 第 1 个时间点溶出结果的相对标准偏差不得过 20%，自第 2 个时间点至最后时间点溶出结果的相对标准偏差不得过 10%。

溶出曲线相似性判定标准如下：

(1) 采用相似因子(f_2)法比较溶出曲线相似性时，一般情况下，当两条溶出曲线相似因子(f_2)数值不小于 50 时，可认为溶出曲线相似。

(2) 当受试样品和参比样品在 15min 的平均溶出量均不低于 85%时，可认为溶出曲线相似。

根据普通口服固体制剂参比制剂选择和确定指导原则选择参比制剂，具体如下：

(1) 参比制剂首选国内上市的原研药品。作为参比制剂的进口原研药品应与其原产国上市药品一致。若原研企业能证明其地产化药品与原研药品一致，地产化药品也可作为参比制剂使用。

(2) 若原研药品未在国内上市或有证据证明原研药品不符合参比制剂的条件，也可以选用在国内上市国际公认的同种药物作为参比制剂，其产品应与被列为参比制剂国家的上市药品一致。

(3) 若原研药品和国际公认的同种药物均未在国内上市，可选择在欧盟、美国、日本上市并被列为参比制剂的药品。

四、仪器与材料

1. 仪器　智能溶出试验仪、紫外分光光度计、分析天平、溶出杯(1000ml)、搅拌桨、烧杯(2000ml)、移液管(1ml、2ml、5ml、10ml)、量筒(1000ml)、注射器(5ml)、试管(10ml)、量瓶(50ml 和 100ml)、微孔滤膜(0.45μm)、滴管、洗耳球、比色杯、擦镜纸。

2. 药品与试剂

(1) 对乙酰氨基酚对照品。

(2) 对乙酰氨基酚片(受试制剂，规格 0.3g 或 0.5g)。

(3) 对乙酰氨基酚片(原研制剂，规格 0.3g 或 0.5g)。

(4) 蒸馏水。

(5) pH 1.2 HCl 溶液：量取浓盐酸 9ml，置于 1000ml 量瓶中，加蒸馏水溶解并加至 1000ml，摇匀。

(6) pH 4.5 乙酸-乙酸钠缓冲液：称取无水乙酸钠 18g，置于 1000ml 量瓶中，加冰乙酸 9.8ml，加蒸馏水溶解，并加至 1000ml，摇匀。

(7) pH 6.8 磷酸盐缓冲液：量取 0.2mol/L 磷酸二氢钾溶液 250ml，加 0.2mol/L 氢氧化钠溶液 118ml，加蒸馏水稀释至 1000ml，摇匀。

(8) 0.01mol/L NaOH 溶液：称取氢氧化钠 0.4g，加蒸馏水适量溶解后，转移至 1000ml 容量瓶内，用蒸馏水定容，摇匀。

五、实 验 内 容

1. 检查溶出仪机械验证状态　根据附录《药物溶出度仪机械验证指导原则》检查溶出仪机械验证状态。

2. 溶出度实验操作

(1) 调节溶出仪水浴(37±0.5)℃。

(2) 准确量取 900ml pH 1.2 HCl 溶液、pH 4.5 乙酸-乙酸钠缓冲液、蒸馏水或

pH 6.8 磷酸盐缓冲液及一定量补充介质，预热。

(3) 取对乙酰氨基酚片(受试制剂和原研制剂各 6 片)，置溶出杯中，计时，转速 50r/min。

(4) 于 2min、5min、10min、15min、20min、30min、45min 时取样 5ml，用 0.45μm 微孔滤膜过滤，立即补加新鲜介质 5ml。

3. 含量测定

(1) 标准曲线的制作：称取对乙酰氨基酚对照品 10mg，加适量 0.01mol/L NaOH 溶液溶解后转移至 100ml 的量瓶中，用 0.01mol/L NaOH 溶液定容至刻度线，摇匀，得 100μg/ml 的储备液。依次从储备液中移取 1ml、2ml、3ml、4ml、5ml 和 6ml 至 50ml 量瓶中，用 0.01mol/L NaOH 溶液稀释至刻度，配成浓度为 2μg/ml、4μg/ml、6μg/ml、8μg/ml、10μg/ml 和 12μg/ml 的标准溶液。于 257nm 波长处测定吸光度，以吸光度(A)为纵坐标，浓度(C)为横坐标作图，求出标准曲线回归方程。

(2) 样品测定：精密移取各时间点溶出样品续滤液 1ml 置于 50ml 量瓶中，加 0.01mol/L NaOH 溶液稀释至刻度，摇匀，于 257nm 处测定吸收度，通过标准曲线计算药物累积溶出百分率。

4. 操作要点和注意事项

(1) 溶出仪的机械参数(如转速、桨杆转动时振幅、桨杆距溶出杯圆心的偏离程度等)对溶出结果有很大的影响，因此，溶出仪使用前必须严格按照《药物溶出度仪机械验证指导原则》进行机械验证。

(2) 溶出介质中的气泡会影响片剂的崩解、扩散和溶出，实验前应对介质进行脱气处理。

(3) 容器内取出规定体积的溶液，应立即用微孔滤膜滤过，自取样至滤过应在 30s 内完成。

六、实验结果与讨论

1. 标准曲线制备　将测得的各浓度对乙酰氨基酚的吸光度值填入表 12-1，并求出对乙酰氨基酚的标准曲线回归方程和相关系数。

表 12-1　对乙酰氨基酚对照液的吸光度值

对乙酰氨基酚浓度(C)(μg/ml)	2	4	6	8	10	12
吸光度(A)						

2. 数据测定　根据对乙酰氨基酚的标准曲线方程，计算出不同溶出介质中对

乙酰氨基酚样品的浓度，并填于表 12-2～表 12-5 中。

表 12-2　pH 1.2 HCl 溶液为溶出介质的累积溶出百分率

取样时间(min)	受试制剂		参比制剂	
	吸光度(A)	累积溶出百分率(%)	吸光度(A)	累积溶出百分率(%)
2				
5				
10				
15				
20				
30				
45				

表 12-3　pH 4.5 乙酸-乙酸钠缓冲溶液为溶出介质的累积溶出百分率

取样时间(min)	受试制剂		参比制剂	
	吸光度(A)	累积溶出百分率(%)	吸光度(A)	累积溶出百分率(%)
2				
5				
10				
15				
20				
30				
45				

表 12-4　蒸馏水为溶出介质的累积溶出百分率

取样时间(min)	受试制剂		参比制剂	
	吸光度(A)	累积溶出百分率(%)	吸光度(A)	累积溶出百分率(%)
2				
5				
10				
15				
20				
30				
45				

表 12-5　pH 6.8 磷酸盐缓冲液为溶出介质的累积溶出百分率

取样时间(min)	受试制剂		参比制剂	
	吸光度(A)	累积溶出百分率(%)	吸光度(A)	累积溶出百分率(%)
2				
5				

续表

取样时间(min)	受试制剂		参比制剂	
	吸光度(A)	累积溶出百分率(%)	吸光度(A)	累积溶出百分率(%)
10				
15				
20				
30				
45				

3. 绘制溶出曲线　以累积溶出百分率为纵坐标,以溶出时间为横坐标,绘制受试制剂和参比制剂在不同溶出介质中的溶出曲线。

4. 相似因子计算　比较受试制剂和参比制剂在同一溶出介质溶出曲线的相似度,计算相似因子(f_2),填入表 12-6,并判断一致性。

表 12-6　不同溶出介质中的相似因子(f_2)

溶出介质	相似因子(f_2)
pH 1.2HCl 溶液	
pH 4.5 乙酸-乙酸钠缓冲溶液	
蒸馏水	
pH 6.8 磷酸盐缓冲液	

七、思　考　题

1. 影响药物片剂溶出速率的因素有哪些?

2. 溶出曲线相似性判定方法有哪些?

3. 参比制剂选择要注意哪些问题?

参 考 文 献

国家食品药品监督管理总局,2015. 普通口服固体制剂溶出度试验技术指导原则.

国家食品药品监督管理总局,2016. 普通口服固体制剂参比制剂选择和确定指导原则.

国家食品药品监督管理总局,2016. 普通口服固体制剂溶出曲线测定与比较指导原则.

国家药典委员会,2015. 中国药典 2015 年版四部. 北京:中国医药科技出版社.

刘建平,2007. 生物药剂学实验与指导. 北京:中国医药科技出版社.

实验 13　体外经皮渗透实验

一、预 习 要 求

1. 了解药物透皮吸收的途径,影响药物透皮吸收的因素。

2. 复习药物体外经皮吸收的研究方法。

3. 了解水杨酸的紫外分光光度法的测定方法。

二、实　验　目　的

1. 掌握体外药物经皮渗透实验的方法。

2. 熟悉药物经皮渗透实验中数据处理方法。

3. 了解药物经皮渗透实验中所用皮肤的处理方法。

三、实　验　原　理

　　体外经皮渗透实验是经皮给药系统研究开发的必要步骤，它可以预测药物经皮吸收的特性，研究透皮吸收制剂的介质、处方组成、经皮吸收促进剂等对药物透皮速率的影响，是透皮吸收制剂有效性和安全性的前提保障。

　　药物经皮渗透实验是将剥离的皮肤夹在扩散池(图 13-1)的两个半池中，角质层面向给药池，将药物置于给药池中，在维持动态条件下，于给定的时间间隔测定皮肤另一侧接收池内的介质中药物浓度，分析药物经皮肤渗透的动力学，求算药物经皮渗透的稳态速率、渗透系数、时滞等参数。

　　皮肤由表皮(包括角质层和活性表皮)、真皮、皮下组织、皮肤附属器组成。药物置于皮肤表面后向皮肤内渗透，主要通过表皮达到真皮，由于真皮内有丰富的毛细血管，药物能很快吸收进入血液循环，因此药物在皮肤内表面的浓度很低，即符合所谓"漏槽"条件，药物的浓度接近于零。在体外实验条件下，若皮肤表面的药物浓度保持不变，而接收液中的药物满足漏槽条件，即接收池中的药物浓度远小于给药池中的药物浓度。如果以 t 时刻药物通过皮肤的累积量(M)对时间(t)作图，则在达到稳态后可以得到一条直线，直线的斜率为药物的稳态透皮速率(J)。为便于将问题简单化，可将皮肤看作简单的膜，应用 Fick 扩散定律分析药物在皮肤内的渗透行为，药物的稳态透皮速率(J)[单位：$\mu g/(cm^2 \cdot h)$]与皮肤中的药物浓度梯度成正比，可以用式(1)表示。

$$J = \frac{\mathrm{d}M}{\mathrm{d}t} = \frac{DK}{h}(C_0 - C_t) \tag{1}$$

式中，M 为累积经皮渗透量(单位：$\mu g/cm^2$)，D 为药物在皮肤中的扩散系数，K 为药物在皮肤/介质中的分配系数，h 为药物在皮肤中的扩散路径，C_0 为给药池中药物的浓度，C_t 为 t 时刻接收池中药物的浓度。

如果接收池中的药物浓度远小于给药池中的药物浓度,即 $C_0 \gg C_t$, 式(1)可改写为:

$$J = \frac{\mathrm{d}M}{\mathrm{d}t} = \frac{DK}{h}C_0 \tag{2}$$

对于特定的皮肤和介质来说, D、K 和 h 均为常数,所以可令 $\frac{DK}{h}=P$, 称为渗透系数,则式(2)可写作:

$$J = PC_0 \tag{3}$$

渗透系数是扩散阻力的倒数,单位为 cm/s 或 cm/h,其大小由皮肤与药物的性质决定,即由 D、K 和 h 所决定,而与药物浓度无关,P 值大,表示药物容易透过皮肤。根据求得的稳态透皮速率、给药池中药物的浓度和有效扩散面积,可以求出药物经皮渗透系数。

M-t 曲线中的直线部分反向延长线与时间轴的交点处的时间称为滞后时间(简称时滞 T_L)。

$$T_L = \frac{h^2}{6D} \tag{4}$$

经皮渗透实验所用的皮肤以取自临床上给药部位的离体人皮肤最佳,但人体皮肤不易获得,因此常用动物皮肤替代。常用的动物皮肤一般来源于猴、乳猪、无毛小鼠、豚鼠和大鼠等。一般认为兔、大鼠、豚鼠等的皮肤通透性大于人体皮肤,而乳猪和猴的皮肤与人体皮肤的通透性相近。经皮渗透实验最好采用新鲜皮肤,未使用的皮肤一般真空封闭包装后在-70℃下保存,最好在 1 个月内使用。

实验装置可采用水平式(图 13-1a)、立式(图 13-1b)或流通式扩散池。水平式扩散池主要用于药物溶液的经皮透过的基本性质研究,立式扩散池主要用于经皮给药制剂的体外透过性研究。常用的接收介质是 pH7.4 的磷酸盐缓冲液和生理盐水。有时为增加药物溶解度,也可采用不影响皮肤通透性的一定浓度的非水溶剂,其中较为常用的是 20%~40%聚乙二醇 400 生理盐水。

四、仪器、材料与动物

1. 仪器　恒温磁力搅拌器、水平式扩散池、注射器、微孔滤膜、大试管、容量瓶、移液管、手术剪、电动剃须刀、镊子、紫外-可见分光光度计等。

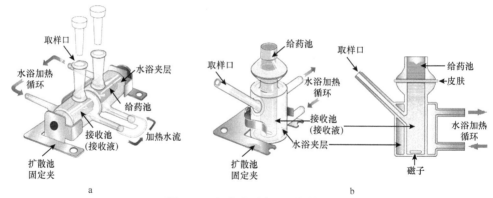

图 13-1　经皮渗透实验的扩散池
a. 水平式扩散池；b. 立式扩散池

2. 药品与试剂

(1) 水杨酸。

(2) 生理盐水。

(3) 乙醇。

(4) 硫酸铁铵显色剂：取 8g 硫酸铁铵溶于 100ml 蒸馏水中，移取该溶液 2ml，加 1mol/L HCl 溶液 1ml，加蒸馏水至 100ml，摇匀，即得(本品需临用前配制)。

3. 动物　SD 大鼠(雄性，150~200g)。

五、实 验 内 容

1. 水杨酸溶解度的测定

(1) 饱和溶液的制备：取 100ml 的锥形瓶，放置在 32℃恒温水浴中，加入 1g 研细的水杨酸与 100ml 煮沸放冷至恒温的蒸馏水，用磁力搅拌器不断搅拌，分别于 0.5h、1.0h、1.5h、2.0h、2.5h、3h 取样，过滤，弃去初滤液，取续滤液测定水杨酸浓度。如最后两次测得的浓度相同，即可计算 32℃条件下水杨酸的溶解度；反之，则需继续搅拌，直至溶液浓度不再增大为止。

(2) 标准曲线绘制：精密称取水杨酸 10mg，置于 100ml 容量瓶中，加入约 80ml 蒸馏水使溶解，用蒸馏水定容配制成 100μg/ml 的标准储备液，再取该溶液依次稀释成浓度为 10μg/ml、20μg/ml、40μg/ml、50μg/ml、80μg/ml 的标准溶液。分别精密移取以上 6 种不同浓度的标准溶液 5ml，加硫酸铁铵显色剂 1ml，于 530nm 的波长处测定吸光度。以蒸馏水 5ml 加硫酸铁铵显色剂 1ml 为空白对照。以吸光度(A)为纵坐标，水杨酸浓度(C)为横坐标，进行线性回归，得标准曲线方程。

(3) 水杨酸溶解度的测定：取过滤后的水杨酸饱和溶液，用蒸馏水稀释 100

倍，移取该稀释液 5ml，加硫酸铁铵显色剂 1ml，于 530nm 波长处测定吸光度，根据标准曲线计算水杨酸浓度，再乘以稀释倍数，即得水杨酸在 32℃下的溶解度。

2. 水杨酸的经皮渗透实验

(1) 皮肤的处理：取体重为 150～200g 的雄性大鼠，断颈处死后立即用电动剪毛刀剪去腹部皮肤的毛，剥离去毛部位皮肤，去除皮下组织，用生理盐水冲洗干净，置于生理盐水中浸泡约 30min，取出，用滤纸吸干，备用。

(2) 经皮渗透实验：将处理好的鼠皮置于水平扩散池的两个半池之间，用夹子固定好。角质层面向给药池，真皮层面向接收池。接收池中加入生理盐水 10ml，给药池加入水杨酸的饱和水溶液或在 30%乙醇中的饱和溶液 10ml，并分别在两个半池中加入小搅拌子。夹层通 32℃的水加热循环，在持续搅拌中，于 0.5h、1.0h、1.5h、2.0h、3.0h、4.0h、5.0h、6.0h 从接收池中取样，取样体积为 8ml，并立即补加同温的生理盐水。取出的接收液用微孔滤膜过滤，弃去初滤液，续滤液用于测定水杨酸浓度。

(3) 水杨酸浓度测定：取过滤后的接收液 5ml，加硫酸铁铵显色剂 1ml，于 530nm 波长处测定吸光度，根据标准曲线计算水杨酸浓度。

3. 操作注意事项

(1) 动物处死后，应立即去毛和剥离皮肤，剥离皮肤的皮下组织时应注意不要剪破皮肤。

(2) 每次抽取接收液后应立即补加新的接收介质，并排尽与皮肤接触界面的气泡。

(3) 应用水杨酸在 30%乙醇中的饱和溶液为给药池的药物溶液时，能在 4h 内获得较好的渗透曲线。若用水杨酸饱和水溶液，其渗透速率小，要得到理想的渗透曲线则需延长取样的时间间隔和实验持续时间，如每隔 1h 取样，并持续 6h 以上。

(4) 测定接收液中水杨酸浓度时，如溶液浑浊则需过滤。

(5) 绘制水杨酸标准曲线时，由于水杨酸在水中不易溶解(尤其在室温较低的情况下)，可通过超声分散或略微加热等手段加快其溶解。药物完全溶解后，待冷却至室温，再定容。

六、实验结果与讨论

1. 标准曲线的绘制　将测得的各浓度水杨酸标准液的吸光度数值填入表 13-1，并求出标准曲线回归方程和相关系数。

表 13-1　水杨酸标准液的吸光度值

浓度(C)(μg/ml)	10	20	40	50	80	100
吸光度(A)						
回归方程						

2. 累积渗透量的计算　应注意水杨酸浓度的校正，校正公式为

$$C'_n = C_n + \frac{V}{V_0} \sum_{i=1}^{n-1} C_i \tag{5}$$

式中，C'_n 为校正的浓度，C_n 为第 n 个时间点的测得浓度，V 为取样体积，V_0 为接收池中接收液的总体积。

则

$$M = \frac{C'_n V_0}{A} \tag{6}$$

式中，M 为累积渗透量(μg/cm^2)，A 为有效扩散面积。

3. 经皮渗透曲线的绘制　以累积渗透量(M)为纵坐标，时间(t)为横坐标，绘制水杨酸经皮渗透曲线。曲线尾部的直线部分外推与横坐标相交，求得时滞(T_L)。

4. 稳态渗透速率与渗透系数的计算　将渗透曲线尾端直线部分的 M-t 数据进行线性回归，求得直线斜率即为稳态渗透速率 J [单位：μg/(cm^2·h)]。将稳态渗透速率除以给药池的药物浓度，求得渗透系数 P(cm/ h)。

5. 讨论　讨论水杨酸饱和水溶液和 30%乙醇饱和溶液的渗透系数的差异。

七、思 考 题

1. 药物经皮吸收制剂的特点是什么？

2. 体外测定药物经皮吸收速率的意义是什么？

3. 影响药物经皮渗透速率和渗透系数的因素有哪些？

4. 不同的动物皮肤为通透屏障膜，实验中测定到的药物的通透速率不同，如何理解和看待这些差异？

参 考 文 献

崔福德，杨丽，2011. 药剂学实验指导. 3 版. 北京：人民卫生出版社.

方亮，2016. 药剂学. 8 版. 北京：人民卫生出版社.

刘建平，2016. 生物药剂学与药物动力学. 5 版. 北京：人民卫生出版社.

印晓星，杨帆，2017. 生物药剂学与药物动力学(案例版). 2 版. 北京：科学出版社.

郑俊民，2006. 经皮给药新剂型. 北京：人民卫生出版社.

(胡巧红)

实验 14 血药浓度法测定对乙酰氨基酚片的药物动力学参数与相对生物利用度

一、预 习 要 求

1. 复习家兔灌胃给药、口服给药及耳缘静脉取血等实验的操作方法。

2. 熟悉单室模型血管外给药血药浓度法求药物动力学参数的方法，以及残数法求药物动力学参数的步骤。

3. 掌握生物利用度的概念，并熟悉血药浓度法求生物利用度的计算方法。

4. 熟悉紫外分光光度计的使用方法和原理。

二、实 验 目 的

1. 掌握紫外分光光度法测定对乙酰氨基酚血药浓度的方法。

2. 掌握残数法求药物动力学参数的原理和方法。

3. 掌握单室模型血管外给药常用的药物动力学参数的计算公式。

4. 掌握家兔口服、灌胃给药的方法、耳缘静脉取血的方法并掌握血浆样品中药物分离与检测的方法。

三、实 验 原 理

测定药物制剂生物利用度目前多采用血药浓度法与尿药浓度法。由于血药浓度可获得瞬时数据，故采用血药浓度法测定生物利用度较为理想。本实验以对乙酰氨基酚为模型药物，以家兔为实验对象，测定对乙酰氨基酚片剂和对乙酰氨基酚溶液剂在家兔体内的药物动力学参数与相对生物利用度。

1. 单室模型血管外给药的基本概念 药物进入体内以后，能够迅速、均匀分布到全身各组织、器官和体液中，能立即完成转运间的动态平衡，从体内消除，因此可以把机体看成药物转运动态平衡的均一单元，即一个隔室，称为单室模型。

血管外给药包括口服、肌内注射或皮下注射、透皮给药、黏膜给药等。与血管内给药相比，血管外给药，药物有一个吸收过程，药物是逐渐进入血液循环，而静脉给药药物几乎同时进入血液循环；血管外给药，药物的吸收和消除常用一级速率过程描述，这种模型称为一级吸收模型；血管外给药，采用残数法求基本药物动力学参数 k_a 和 k。

残数法是药物动力学中把一条曲线分解成若干指数成分的一种常用方法，该法又称"羽毛法""削去法"或"剩余法"等。在单室模型或双室模型中均普遍应用。凡是血药浓度曲线由多项指数式表示时，均可用"残数法"逐一求出各指数项的参数。应用残数法求单室模型血管外给药基本参数 k 与 k_a 的步骤如下：

(1) 作 $\lg C$–t 图。

(2) 用消除相(曲线尾段)几个点作直线求 k。

(3) 将直线外推得外推线，求吸收相各时间 t_1、t_2、t_3、$\cdots$在外推线相应处的外推浓度 $C_{1外}$、$C_{2外}$、$C_{3外}$、$\cdots$

(4) 外推浓度–实测浓度=残数浓度(C_r)。

(5) 作 $\lg C_r$–t 图得残数线，从残数线斜率求 k_a。

2. 基本药动力学参数求算方法 若药物在体内分布符合单室模型血管外给药时，药物以接近一级的吸收速度进入体内，并按一级速率消除。则血药浓度经时变化公式为

$$C = \frac{k_a F X_0}{V(k_a - k)}(e^{-kt} - e^{-k_a t}) \tag{1}$$

式中，k_a 为一级吸收速率常数，k 为一级消除速率常数，V 为表观分布容积，F 为生物利用度，X_0 为给药剂量。

家兔经血管外给药后，分别测得不同时间的血药浓度，利用残数法求药物动力学参数 k_a、k 及 V 值。假设 $k_a \gg k$，当 t 充分大时，则 $e^{-k_a t}$ 首先趋于零，则上式可简化为

$$C = \frac{k_a F X_0}{V(k_a - k)} e^{-kt} \tag{2}$$

将式(2)两边取对数，得

$$\lg C = -\frac{k}{2.303}t + \lg \frac{k_a F X_0}{V(k_a - k)} \tag{3}$$

用血管外给药实测浓度的对数($\lg C$)对取样时间(t)作图，将得到一条二项指数曲线，其尾段是一条斜率为$-\dfrac{k}{2.303}$的直线，由此，可求得一级消除速率常数k值，即$k = -2.303 \times$斜率。

由消除相直线方程计算出吸收相各取样时间的外推浓度，减去相应时间的实测浓度即得残数浓度。由残数浓度的对数($\lg C_r$)对取样时间(t)作图，得到一条二项指数曲线，方程如下：

$$\lg C_r = -\frac{k_a}{2.303}t + \lg \frac{k_a F X_0}{V(k_a - k)} \tag{4}$$

由该直线的斜率可求出吸收速率常数k_a，$k_a = -2.303 \times$斜率。

3. 其他药物动力学参数的计算

(1) 生物半衰期($t_{1/2}$)：又称消除半衰期，是指某一药物在体内的药物量或血药浓度通过各种途径消除一半所需要的时间。$t_{1/2}$是衡量一种药物从体内消除速度的尺度。一般来说，代谢快、排泄快的药物，其生物半衰期短；代谢慢、排泄慢的药物，其生物半衰期长。

单室模型血管外给药吸收相和消除相的半衰期分别为：

$$t_{1/2(\alpha)} = \frac{0.693}{k_a} \tag{5}$$

$$t_{1/2} = \frac{0.693}{k} \tag{6}$$

(2) 表观分布容积(V)：是指给药剂量或体内药量与血药浓度相互关系的比例常数，即药物在生物体内达到转运间动态平衡时，隔室内溶解药物的"体液"的总量。一般用V表示，单位为 L 或 L/kg。

$$截距\, a = \lg \frac{k_a F X_0}{V(k_a - k)} \tag{7}$$

由(7)式，在已知对乙酰氨基酚的绝对生物利用度F和给药剂量X_0时，即可求出表观分布容积V。

表观分布容积不具有直接的生理意义，在多数情况下不涉及真正的容积。其数值的大小能够表示该药物的特性。水溶性或极性大的药物，不易进入细胞内或脂肪组织中，血药浓度较高，表观分布容积较小；亲脂性药物，通常在血液中浓度较低，表观分布容积通常较大，往往超过体液总量。因此，表观分布容积通常能够反映出药物在组织器官中分布情况的粗略概念，是药物的一个特征参数。对于某一具体药物来说，表观分布容积是一个确定的值。

(3) 体内总清除率(CL)：是指单位时间内机体能将相当于多少体积血液中的药物完全消除，即单位时间内从体内消除药物的表观分布容积。常用"CL"表示，单位为"体积/时间"。在临床药动学研究中，CL 是非常重要的参数，是制订或调整肝/肾功能不全患者给药方案的主要依据。

$$CL = \frac{-dX/dt}{C} = \frac{kX}{C} = kV \tag{8}$$

(4) 血药浓度-时间曲线下面积(AUC)：药物进入体内后，血药浓度随时间发生变化，以血药浓度为纵坐标，以时间为横坐标绘制的曲线称为血药浓度-时间曲线。由该曲线和横轴围成的面积称为血药浓度-时间曲线下面积，用 AUC 表示。

AUC 表示一段时间内药物在血浆中的相对累积量。AUC 越大，说明药物在血浆中的相对累积量越大。AUC 是评价制剂生物利用度和生物等效性的重要参数，计算方法有以下两种。

梯形法：

$$AUC_{0\to\infty} = AUC_{0\to t_n} + AUC_{t_n\to\infty} = \sum_{i=0}^{n-1} \frac{C_{i+1} + C_i}{2}[t_{i+1} - t_i] + \frac{C_n}{k} \tag{9}$$

积分法：

$$AUC_{0\to\infty} = \frac{FX_0}{kV} \tag{10}$$

(5) 达峰时间(t_{max})与峰浓度(C_{max})。

$$t_{max} = \frac{2.303}{k_a - k} \cdot \lg\frac{k_a}{k} \tag{11}$$

$$C_{max} = \frac{FX_0}{kV}e^{-kt_{max}} = \frac{FX_0}{V}\left(\frac{k}{k_a}\right)^{-\frac{k}{k-k_a}} \tag{12}$$

4. 生物利用度的计算 生物利用度是指药物或制剂服用后，主药到达体循环的相对数量和在体循环中出现的相对速率，它是药物制剂质量的重要指标。生物利用度是一个相对概念，与治疗的意义并不相等，它仅仅是比较各种制剂之间利用度的尺度。在制剂的研制以及临床用药时经常测定制剂的绝对或相对生物利用度。如果被测制剂与静脉注射剂进行比较，可求得绝对生物利用度(F_{abs})；如果被测制剂与标准制剂(如溶液剂或市场认可、吸收较好且临床有效的制剂)相比，即可求出相对生物利用度(F_{rel})。在评价生物利用度的参数中，绝对生物利用度或相对生物利用度常用血药浓度曲线下面积或尿药排泄总量的相对比反映吸收程度；

用血药浓度达峰时间值反映吸收的相对速度。

$$F_{abs}(\%) = \frac{AUC_{0\to\infty(test)}}{AUC_{0\to\infty(iv)}} \times 100\% \tag{13}$$

$$F_{rel}(\%) = \frac{AUC_{0\to\infty(test)}}{AUC_{0\to\infty(reference)}} \times 100\% \tag{14}$$

四、仪器、材料与动物

1. 仪器　紫外分光光度计、离心机、分析天平、离心管(5ml)、容量瓶(1000ml、500ml、50ml、10ml)、移液器、移液管(1ml、2ml、10ml)、刻度吸管(5ml、10ml)、家兔固定器、开口器、镊子、灌胃管、一次性注射器(2.5ml、10ml、20ml)、塑料试管(5ml、10ml)、酒精棉、脱脂棉、棉线、滴管、洗耳球等。

2. 药品与试剂

(1) 对乙酰氨基酚标准储备液：精密称取对乙酰氨基酚标准品 50mg 于 500ml 容量瓶中，加蒸馏水超声使之溶解后，加蒸馏水稀释至刻度，摇匀，即得 100μg/ml 对乙酰氨基酚的标准储备液。

(2) 对乙酰氨基酚片剂(市售 0.5g/片)。

(3) 对乙酰氨基酚口服液：取对乙酰氨基酚原料药适量，用新鲜煮沸放冷的蒸馏水配成浓度为 25mg/ml 的溶液(需要加热才能溶解)；或将注射液(1ml：0.075g 或 2ml：0.5g)稀释成 25mg/ml 的溶液。

(4) 0.12mol/L 氢氧化钡溶液：取分析纯氢氧化钡 19g，加新鲜煮沸放冷的蒸馏水溶解成 1000ml，静置过夜，过滤，即得。

(5) 20g/L 硫酸锌溶液：取硫酸锌 20g，加新鲜煮沸放冷的蒸馏水溶解成 1000ml，静置过夜，过滤，即得。

(6) 肝素钠溶液：将 5 支肝素钠注射剂(2ml：12 500 单位)加入到 0.9%氯化钠注射液 500ml 中，摇匀即得。

3. 动物　家兔，体重 2.5～3kg，禁食一夜(自由饮水)。

五、实　验　内　容

1. 家兔血浆标准曲线的制备　精密吸取对乙酰氨基酚标准储备液 1ml、2ml、4ml、6ml、8ml、10ml 于 10ml 容量瓶中，加蒸馏水至刻度，摇匀，即得系列标准溶液。再各取 1ml 置 10ml 具塞刻度试管中，各加入空白兔血浆 0.5ml，使标准样液相当于血浆药物浓度 20µg/ml、40µg/ml、80µg/ml、120µg/ml、160µg/ml、200µg/ml。加 0.12mol/L 氢氧化钡溶液 3.5ml,摇匀,放置 2min,再加 20g/L 硫酸锌溶液 3.5ml,即出现明显乳状浑浊,加蒸馏水至 10ml,摇匀,以 3000r/min 离心 10min。取上清液 3.5～4ml(如有些样品仍浑浊可过滤),作为样品溶液;以蒸馏水 1ml 加 0.5ml 空白家兔血浆按同样操作所得样品作为空白对照液,在波长 245nm 处测定吸光度。以吸光度(A)为纵坐标,血浆药物浓度(C,µg/ml)为横坐标,绘制标准曲线并求标准曲线方程。

2. 家兔给药方法

(1) 家兔口服片剂:将兔躯干夹于两腿之间,左手握住家兔双耳,固定其头部,右手抓住其前肢;另一人将开口器横放于兔口中,将其舌压在开口器下面,固定开口器,用镊子夹住药片,从开口器洞孔送入其咽部,用温水送服。

(2) 家兔口服溶液(采用灌胃给药法):将兔躯干夹于两腿之间,左手握住其双耳,固定其头部,右手抓住其前肢;另一人将开口器横放于兔口中,将其舌压在开口器下面,固定开口器;另一人将导尿管从开口器孔插入其口内,再慢慢插入其食管和胃。为慎重起见,可将导尿管外端放入水中,如无气泡,则可证实导尿管在胃内,用注射器将 20ml 药物溶液注入导尿管,灌入其胃内。

3. 试验方案设计与血样收集

(1) 空白血的收集:选取体重 2.5～3kg 的健康家兔,实验前禁食一夜。给药前,由兔耳缘静脉取空白血约 1.5ml,置肝素抗凝的试管中,离心(3000r/min)10min,分离血浆,保存(如果当时不测需要冰箱低温保存)备用。

(2) 对乙酰氨基酚片血浆样品的收集:选取体重 2.5～3kg 的健康家兔,实验前禁食一夜,给药前,先由兔耳缘静脉取空白血约 1.5ml,然后给家兔口服对乙酰氨基酚片 1 片(0.5g),用 20ml 温水送服,于给药后 0.25h、0.5h、1.0h、1.5h、2.0h、3.0h、4.0h、5.0h、6.0h 从兔耳缘静脉取血约 1.5ml,置肝素抗凝的试管中,离心(3000r/min)10min,分离血浆,保存(如果当时不测需要冰箱低温保存)备用。

(3) 对乙酰氨基酚溶液血浆样品的收集:选取体重 2.5～3kg 的健康家兔,实验前禁食一夜,给药前,先由兔耳缘静脉取空白血约 1.5ml,然后给家兔灌胃给予对乙酰氨基酚溶液 20ml,于给药后 0.25h、0.5h、1.0h、1.5h、2.0h、3.0h、4.0h、5.0h、6.0h 从兔耳缘静脉取血约 1.5ml,置肝素抗凝的试管中,离心(3000r/min)10min,分离血浆,保存(如果当时不测需要冰箱低温保存)

备用。

4. 血样处理与对乙酰氨基酚的测定　精密量取血浆样品 0.5ml，置 10ml 具塞刻度试管中，加 0.12mol/L 氢氧化钡溶液 3.5ml，摇匀，放置 2min，再加 20g/L 硫酸锌溶液 3.5ml，即出现明显乳状浑浊，加蒸馏水至 10ml，摇匀，离心(3000r/min)10min。取上清液 3.5～4ml(如有些样品仍浑浊可过滤)，作为样品溶液；以蒸馏水 1ml 加 0.5ml 空白家兔血浆按同样操作所得样品作为空白对照液，在波长 245nm 处测定吸光度(A)。代入标准曲线方程，计算各时间点血浆中对乙酰氨基酚的浓度。

5. 数据处理　采用实测值法或药物动力学软件对血药浓度-时间数据进行处理，求相关药物动力学参数。

6. 操作注意事项

(1) 口服给药时，先将家兔固定，用细绳勾住兔子门牙，再将开口器置入家兔口上下门牙之间，用镊子将药片小心送入咽喉部，再用适量的水将药片冲入胃内。

(2) 耳缘静脉取血时，先拔去耳缘外侧静脉处毛，由耳尖向耳根取血。用左手拇指和中指捏住耳尖部，示指垫在兔耳的下面。右手持注射器，先从耳尖端开始取血，刺入后用左手拇指、示指及中指捏住针头，将其与兔耳接头处加以固定，以防止家兔突然挣扎时针尖脱出血管。

(3) 为了避免凝血，应预先用 2%的肝素钠溶液均匀地浸湿试管内壁。

(4) 为了避免溶血，在取血过程中应避免用力挤压取血部位，将所取血样放入试管时应将针头取下，使血样沿试管壁缓慢流入试管中(溶血是由于各种因素造成红细胞破坏，胞内血红蛋白等物质和细胞内液进入血浆的现象，会直接影响检验结果的准确性)。

(5) 加 0.12mol/L 氢氧化钡溶液的目的是沉淀蛋白，再加 20g/L 硫酸锌溶液是除去过量的氢氧化钡溶液，如果过程中放置时间达不到要求，反应不彻底，最终的溶液即使过滤仍会出现明显的浑浊，影响测定结果。

六、实验结果与讨论

1. 家兔血浆标准曲线　将测得的各浓度的对乙酰氨基酚标准溶液的吸光度数值填入表 14-1，采用最小二乘法，求出标准曲线方程和相关系数。

表 14-1 对乙酰氨基酚标准溶液的吸光度值

	浓度(C)(μg/ml)					
	20	40	80	120	160	200
吸光度(A)						
标准曲线方程						
相关系数						

2. 绘制血药浓度-时间曲线 家兔口服对乙酰氨基酚片剂和溶液剂,将不同时间测得的血药浓度-时间数据填入表 14-2 和表 14-3。作 $\lg C\text{-}t$ 与 $C\text{-}t$ 图,由图可判断该药在家兔体内符合单室模型还是多室模型。

表 14-2 口服对乙酰氨基酚片血药浓度-时间数据

取样时间(h)	吸光度(A)	C(μg/ml)
0.25		
0.5		
1.0		
1.5		
2.0		
3.0		
4.0		
5.0		
6.0		

表 14-3 口服对乙酰氨基酚溶液剂血药浓度-时间数据

取样时间(h)	吸光度(A)	C(μg/ml)
0.25		
0.5		
1.0		
1.5		
2.0		
3.0		
4.0		
5.0		
6.0		

3. 计算对乙酰氨基酚片剂和溶液剂的药物动力学参数

(1) 残数法求基本药物动力学参数 k 和 k_a:由 $\lg C\text{-}t$ 曲线尾段呈直线分布的血药浓度数据,按式(3)求回归方程,并由斜率求出消除速率常数 k;根据式(3)所得回归方程计算吸收相内各取样时间的外推浓度,用此浓度减去相应时间实测浓度值即得残数浓度(C_r)值。根据式(4)以 $\lg C_r$ 对 t 回归得直线方程，由斜率可求吸收速率常数 k_a。将相应数据填入表 14-4 和表 14-5。

表 14-4　口服对乙酰氨基酚片血药浓度与残数浓度数据表

取样时间(h)	实测浓度(μg/ml)	外推浓度(μg/ml)	残数浓度(μg/ml)
0.25			
0.5			
1.0			
1.5			
2.0			
3.0			
4.0			
5.0			
6.0			

表 14-5　口服对乙酰氨基酚溶液剂血药浓度与残数浓度数据表

取样时间(h)	实测浓度(μg/ml)	外推浓度(μg/ml)	残数浓度(μg/ml)
0.25			
0.5			
1.0			
1.5			
2.0			
3.0			
4.0			
5.0			
6.0			

(2) 计算半衰期：残数法求出基本药物动力学参数 k 和 k_a 后，根据式(5)和式(6)分别计算片剂和溶液剂的消除相生物半衰期 $t_{1/2}$ 和吸收相生物半衰期 $t_{1/2(\alpha)}$，并将结果记录于表 14-6。

(3) 计算表观分布容积(V)：根据式(7)中的截距分别计算片剂和溶液剂的 V，并将结果记录于表 14-6。

(4) 计算体内总清除率(CL)：根据式(8)分别计算片剂和溶液剂的 CL，并将结果记录于表 14-6。

(5) 计算血药浓度–时间曲线下面积(AUC)：根据实测值，采用梯形法根据式(9)，分别计算片剂和溶液剂的 AUC，并将结果记录于表 14-6。

(6) 计算达峰时间($t_{\max}$)与峰浓度($C_{\max}$)：根据式(11)和式(12)分别计算片剂和溶

液剂的 t_{max} 和 C_{max}，并将结果记录于表 14-6。

表 14-6　家兔口服对乙酰氨基酚片剂和溶液剂药物动力学参数

药物动力学参数	片剂	溶液剂
$k(\text{h}^{-1})$		
$k_a(\text{h}^{-1})$		
$t_{1/2}(\text{h})$		
$t_{1/2(\alpha)}(\text{h})$		
$t_{max}(\text{h})$		
$C_{max}(\mu\text{g/ml})$		
$V(\text{L 或 L/kg})$		
CL [L/h 或 L/(kg·h)]		
$\text{AUC}_{0\to\infty}$ $(\mu\text{g·h /ml})$		

4. 计算相对生物利用度　采用梯形法分别计算片剂的 $\text{AUC}_{0\to\infty}$ 和溶液剂的 $\text{AUC}_{0\to\infty}$，然后根据式(14)计算相对生物利用度。

七、思　考　题

1. 实际应用中采用血药浓度法测定生物利用度有何优缺点？

2. 分析对乙酰氨基酚片剂相对生物利用度的测定结果。

3. 本实验误差来源有哪些？

参 考 文 献

刘建平，2007. 生物药剂学实验与指导. 北京：中国医药科技出版社.

刘建平，2016. 生物药剂学与药物动力学. 5 版. 北京：人民卫生出版社.

印晓星，杨帆，2017. 生物药剂学与药物动力学(案例版). 2 版. 北京：科学出版社.

(黄桂华)

实验 15　生物等效性分析

一、预 习 要 求

1. 了解生物等效性的概念和评价方法。

2. 复习双单侧 t 检验和方差分析的原理和方法。

二、实 验 目 的

1. 了解生物等效性的基本概念和分析方法。

2. 初步掌握 DAS 软件在生物等效性分析中的应用。

三、实 验 原 理

生物等效性是指含有相同活性物质的两种药品药剂学等效或药剂学可替代，并且在相同试验条件下以相同摩尔剂量给药后，两者的生物利用度(程度和速度)无统计学差异或具有统计学可比性(即生物利用度落在预定的可接受限度内)。通过研究受试制剂的生物等效性，可以预期两种制剂的临床疗效、不良反应等的可比性。生物等效性是评价制剂质量的重要指标，已经成为国内外药物仿制的重要评价指标，是制剂研究与开发的重要内容之一。

在生物等效性研究中，一般通过比较受试药品和参比药品的相对生物利用度，根据选定的药动学参数和预设的接受限，对两者的生物等效性做出判定。血药浓度-时间曲线下面积(AUC)反映暴露的程度，峰浓度(C_{max})以及达峰时间(t_{max})是受到吸收速度影响的参数。

生物等效性试验需要分析的参数和判定标准：在测定生物等效性的试验中，需要分析的参数是 $AUC_{0 \to t}$(有时为 $AUC_{0 \to 72h}$)和 C_{max}。参比和受试药品的 AUC 和 C_{max} 几何均值比的 90%置信区间均必须落在 80.00%～125.00%范围内，且保留两位小数后下限≥80.00%，上限≤125.00%。对于治疗指数窄的药品，AUC 的范围缩窄为 90.00%～111.11%；在 C_{max} 对安全性、药效或药物浓度监测特别重要的情况，该参数也应在 90.00%～111.11%范围内。对于高变异性药品，如果认为 C_{max} 差异较大对于临床的影响不大，基于临床的充分理由，则 C_{max} 最宽的范围可以为 69.84%～143.19%；但是不管变异如何，AUC 必须落在 80.00%～125.00%范围内。t_{max} 不需要进行统计学评价。但是，如果快速释放对临床很重要，且作用开始很重要或者与不良事件相关，则 t_{max} 的中位数以及它的变异在受试和参比药品之间不应有明显差异。

评价同一药物两种或两种以上制剂的生物等效性时，普遍采用将主要药物动力学参数经过对数转换后再通过多因素方差分析(ANOVA)进行显著性检验，然后用双向单侧 t 检验和计算 90%置信区间的统计分析方法来判断药物间的生物等效性。

1. 方差分析 方差分析用于评价受试药品组与参比药品组的组内和组间差异，即个体间、试验周期间、制剂间的差异。方差分析中通常将把握度($1-\alpha$)设为 80%，$\alpha = 0.2$，显著性水平为 0.05。

方差分析应用的条件：试验设计的随机性，方差齐性，统计模型的可加性，残差的独立性和正态性。在生物等效性研究中与之对应的要求：受试者的选择和分组的随机性，受试药品组与参比药品组的误差来源和影响因素相等或相当，误差的作用具有可加性且不交互影响，评价指标为正态分布。

由于多数生物等效性评价的药物动力学指标中 AUC 与 C_{max} 为非正态分布，接近于对数正态分布，其变异随平均值增大而增大，经过对数转换后可成为正态分布或接近正态分布的参数，使其数据趋于对称，变异与平均值无关。此外，生物等效性评价主要比较制剂间各药物动力学参数平均值的比值，而不是比较差值，平均值的比值经过对数转换后可成为平均值的差值。

2. 双向单侧 t 检验法　以双向单侧 t 检验法进行可信限检验，以确定制剂间的主要药物动力学参数 AUC、C_{max} 平均值的差异是否在允许范围内。双向单侧 t 检验法进行等效性检验是国际上通行的标准方法。

双向单侧 t 检验法的假设为：

无效假设 H_0：$\overline{X}_T - \overline{X}_R \leqslant \ln r_1$ 或 $\overline{X}_T - \overline{X}_R \geqslant \ln r_2$

备选假设 H_1：$\overline{X}_T - \overline{X}_R > \ln r_1$ 或 $\overline{X}_T - \overline{X}_R < \ln r_2$

检验统计量为：$t_1 = \dfrac{(\overline{X}_T - \overline{X}_R) - \ln r_1}{s / \sqrt{n/2}}$　　$t_2 = \dfrac{\ln r_2 - (\overline{X}_T - \overline{X}_R)}{s / \sqrt{n/2}}$

其中 $\overline{X}_T$，$\overline{X}_R$ 分别为受试制剂与参比制剂的 AUC 或 C_{max} 的对数均值(原始数据经过对数转换)；r_1 与 r_2 分别为生物等效的低侧界限与高侧界限，如检验参数为经过对数转换的 AUC 时，则 r_1 与 r_2 分别为 0.8 与 1.25；s 为由方差分析结果得到的样本误差均方的平方根；n 为样本数。按假设检验理论，t_1 与 t_2 均服从自由度 $\upsilon = n-2$ 的 t 分布，临界值 $t_{1-\alpha(\upsilon)}$ 可由 t 单侧分位数表得到，当 $t_1 \geqslant t_{1-\alpha(\upsilon)}$ 与 $t_2 \geqslant t_{1-\alpha(\upsilon)}$ 同时成立，则拒绝 H_0，接受 H_1，认为制剂间生物等效。

3. 90% 置信区间分析　受试制剂与参比制剂的药物动力学参数比值的 90% 置信区间对数值为

$$(\overline{X}_T - \overline{X}_R) \pm t_{0.1(\upsilon)} \times s\sqrt{2/n}$$

式中，$t_{0.1(\upsilon)}$ 由 t 值表查得，计算值经反对数即为受试制剂与参比制剂的药物动力学参数比值 90% 可能存在的范围。

4. 非参数检验法　反映药物吸收速率的指标 t_{max} 是根据实测值得到的，是一种离散的计数资料，符合单参数泊松分布，不具有可加和性，因此，方差分析、双向单侧 t 检验法和 90% 置信区间法不适用于 t_{max} 的统计检验，而宜采用非参数检验法的秩和检验。对于两种制剂 t_{max} 存在差异的情况，秩和检验法能做出两制剂 t_{max} 存在差异的统计判断。而对于两种制剂 t_{max} 统计分析的目的是生物等效性检验时，秩和检验法仅能做出尚不能认为两制剂 t_{max} 存在差异的统计判断，并不能得到两制剂在 t_{max} 上生物等效的统计结论。

四、实 验 内 容

1. DAS 软件简介　DAS(data analysis system)软件为医药研究的常用工具，可完成临床药学、药理以及临床新药研究相关的各种统计计算，当前的版本为DAS4.0。DAS 软件具有多种计算功能，分成不同的模块，包括生物等效性分析、药物代谢动力学、药物效应动力学、药效相互作用动力学、药物试验设计、医药统计学、群体药动学、药物体内外相关性分析、生物检定分析。

DAS 软件中药物代谢动力学的具体模块有智能化分析、成批数据分析、多剂量成批分析、多次用药蓄积分析、非房室模型分析、尿药数据分析、多剂量参数线性分析(非线性动力学判断)、药动-药效(PK-PD)联合模型分析、检测精密度与准确度分析、加权标准曲线。智能化分析可进行单次与多次给药的 1~3 室模型，5 种权重系数的全面分析，获得房室和非房室两套参数，可自定义模型与权重。

DAS 软件中生物等效性分析的具体模块有实测值平均生物等效性计算(双交叉、三交叉、四交叉、平行设计)、参数值平均生物等效性计算(双交叉、三交叉、四交叉、平行设计)、特殊设计的个体生物等效性计算(2×4交叉设计)、体内群体生物等效性分析、体外群体生物等效性分析、设计与随机化方案制作、样本量估算、加权标准曲线、检测精密度与准确度分析。

2. 应用 DAS 软件处理下列数据,并列出相应的统计判断依据　某受试制剂(T)以参比制剂(R)为对照进行生物等效性试验，选取 24 名健康自愿受试者随机分成两组进行试验，两组分别空腹口服 250mg 受试制剂与参比制剂，于设定时间点采集静脉血，血浆样品采用 HPLC 测定药物浓度，用梯形法计算 $AUC_{0\to\infty}$，由试验数据直接读出 C_{max} 与 t_{max}。如以 AUC 和 C_{max}(数据见表 15-1)为生物等效性分析参数，试分析受试制剂与参比制剂是否生物等效性。

表 15-1 受试者单剂量口服药物后的主要药物动力学参数

受试者	服药顺序	$AUC_{0\to\infty}$		$C_{max}(\mu g/ml)$	
		T	R	T	R
1	T/R	11.75	10.97	2.37	2.94
2	T/R	12.57	11.60	3.39	3.30
3	T/R	16.14	14.39	3.31	3.13
4	T/R	13.15	12.63	2.89	3.79
5	T/R	13.15	13.06	3.66	3.05
6	T/R	12.98	14.47	3.12	4.35
7	T/R	13.42	11.10	2.59	2.49
8	T/R	13.68	16.34	2.74	3.08
9	T/R	13.87	13.76	3.06	3.72
10	T/R	11.72	12.21	3.06	3.51
11	T/R	20.14	18.39	4.53	2.92
12	T/R	15.11	13.58	3.47	3.36
13	R/T	10.86	10.11	2.91	2.31
14	R/T	11.81	11.91	3.16	2.44
15	R/T	10.21	10.64	2.66	2.74
16	R/T	17.08	20.36	3.10	4.32
17	R/T	11.41	10.09	3.02	2.96
18	R/T	12.48	13.30	3.38	3.03
19	R/T	12.46	10.14	3.78	2.74
20	R/T	12.46	14.18	3.11	4.10
21	R/T	11.79	13.02	3.44	2.98
22	R/T	11.50	11.32	3.16	3.95
23	R/T	24.53	26.16	4.96	4.18
24	R/T	17.80	21.50	3.12	3.94

五、思 考 题

1. 如何进行某制剂的生物等效性评价？

2. 常用的生物等效性统计分析方法有哪些？

3. 为什么等效性分析中 AUC 和 C_{max} 几何均值比的 90%置信区间定为 80.00%～125.00%？

参 考 文 献

国家药典委员会，2015. 中国药典 2015 年版四部. 北京：中国医药科技出版社.

刘建平，2007. 生物药剂学实验与指导. 北京：中国医药科技出版社.

刘建平，2016. 生物药剂学与药物动力学. 5 版. 北京：人民卫生出版社.

印晓星，杨帆，2017. 生物药剂学与药物动力学(案例版). 2 版. 北京：科学出版社.

(胡巧红)

Experiment 16 Determination of Acetaminophen Concentration in Rabbit Plasma and Its Application to a Pharmacokinetic Study Following Ⅳ Bolus Administration

Ⅰ. Preview requirement

1. Be familiar with bioanalysis of plasma drug concentration.

2. Review the first order kinetics of drug elimination after IV bolus administration.

3. Be familiar with the operation of rabbit ear vein injection.

Ⅱ. Purpose

1. To master the principle of determination of acetaminophen concentration in rabbit plasma.

2. To master the calculation of pharmacokinetic parameters based on plasma concentration after IV bolus administration.

Ⅲ. Principle

Acetaminophen(N-acetyl-para-aminophenol, paracetamol, APAP)is a common constituent of many analgesic preparations. APAP formulations include tablets, capsules, syrups, suppositories and so on. APAP was originally synthesized in 1878 and first used clinically in 1887. During that period, phenacetin was the most widely used analgesic in clinical practice. In the 1950s, the analgesic and antipyretic properties of APAP were re-discovered and the studies demonstrated that APAP was in fact the active metabolite of phenacetin. Afterwards, APAP was introduced in the U.S. market as a replacement drug for phenacetin, whose use was discontinued due to its nephrotoxic potential. APAP became one of the most popular and widely used over-the-counter analgesic-antipyretic drugs in the world due to its widespread acceptance as a safer alternative to phenacetin. Since the 1980s, due to the high incidence of Reye's syndrome associated with pediatric use of aspirin, APAP has become the first choice drug for the treatment of pain and fever in children.

It is well known that APAP was initially categorized as a nonsteroidal anti-inflammatory drugs(NSAIDs). APAP has similar properties such as analgesic and antipyretic properties compared with NSAIDs, but it does not possess any anti-inflammatory activity. Unfortunately, APAP, as an anti-inflammatory drug, was proven to be ineffective. It has been well established that NSAIDs inhibit COX-dependent production of prostaglandins, while APAP largely lacks peripheral anti-inflammatory effect, suggesting that its site of pharmacological action maybe targets the central nervous system. Indeed, APAP is readily to cross the blood brain barrier and is widely distributed throughout the whole central nervous system.

APAP is one of the most commonly used medications for its analgesic and antipyretic properties. It is clinically used for the temporary relief of minor aches and pains associated with colds, headache, toothache, muscular aches, and backache. Additionally, it is used for minor arthritis pain, menstrual cramps, and for fever reduction. APAP is an effective and well-tolerated treatment for episodic and moderate migraine at a dose of 1000mg. In addition, it provides a beneficial effect on associated symptoms(nausea, photophobia, phonophobia, and functional disability). APAP alone is not an effective therapy for acute migraine but is the first choice during pregnancy. The analgesic containing aspirin, caffeine, and acetaminophen is an effective first-line treatment for migraine.

While acetaminophen is considered as a safe and effective drug at recommended doses, it exhibits the potential for causing hepatotoxicity and acute liver failure with overdose. The recommended oral dose of APAP in adults is 325-650mg every 4-6h with a daily maximum of 4g/day(recommended 2g maximum per day in patients with an elevated risk of hepatotoxicity). In children, the recommended dose is 10-15 mg/kg every 4-6h with a maximum daily dose of 50-75mg/kg.

Applied in recommended doses, APAP does not cause gastrointestinal side effects, which is common for NSAIDs. After absorption, around 90% of APAP can be metabolized by the liver, where it is conjugated with glucuronic acid(50%-60%)and sulfuric acid(25%-35%). A small amount of APAP(3%) can bind to cysteine. The conjugated metabolites are pharmacologically inactive and are eliminated by the urinary system. About 5% of APAP is eliminated by the kidneys in an unchanged form. Another 5% of APAP undergoes *N*-hydroxylation by cytochrome P450 enzymes, generating a toxic metabolite i.e. *N*-acetyl-*p*-benzoquinone imine(NAPQI, *N*-acety-limidoquinone). In therapeutic APAP doses, reactive NAPQI is sufficiently deactivated by conjugation with sulfhydryl groups of glutathione(GSH). The final product of APAP metabolism is mercapturic acid, which is eliminated through urine. However, the situation changes if APAP is overdosed. Metabolic reactions cause hepatic GSH depletion and NAPQI binds to various hepatocyte macromolecules such as proteins, lipids and DNA, leading to metabolic disturbances and cell death. Since the pharmacokinetics of APAP is clear, our experiment takes APAP as a model drug to practice preclinical pharmacokinetics after IV bolus administration.

In general, the processes of a drug *in vivo* include absorption, distribution, metabolism(biotransformation)and excretion(ADME)processes. In order to quanti-tatively study drug changes in the above-mentioned processes, mathematical models are used to stimulate drug *in vivo* processes to establish pharmacokinetic model, and the compartment model is the most commonly used approach. Drug transport in the body can be considered as drug transport in the compartment. Compartment concept is abstract and has no physiological and anatomical significance. However, compartmentalization is not random and it is up to the blood supply of organs and distribution of drug delivery speed. As long as drugs in some parts of the body transport(absorb or eliminate)at a similar rate, these parts of the body can be classified as a compartment.

Intravenous administration generally belongs to the first-order elimination. Assuming the drug into the systemic circulation can be distributed in the body of various tissues, organs and body fluids, and quickly achieve the dynamic distribution equilibrium. Changes in plasma concentration can quantitatively reflect changes in drug concentration in tissues or body fluids. That is, the drug is assumed to conform to the single compartment model, the whole body can be regarded as one compartment. The apparent primary elimination rate constant k of the drug can be obtained by the following formula:

$$\frac{\mathrm{d}X}{\mathrm{d}t} = -kX \tag{1}$$

$$X = X_0 \mathrm{e}^{-kt} \tag{2}$$

$$C = C_0 \mathrm{e}^{-kt} \tag{3}$$

$$\lg C = -\frac{k}{2.303}t + \lg C_0 \tag{4}$$

In the experiment, a series of $\lg C_i$ and t_i can be used to perform linear regression and the regression equation can be shown in the following format: $Y=bt+a$. The slope is $-\dfrac{k}{2.303}$ and the intercept is $\lg C_0$. Therefore, elimination rate constant k and initial concentration C_0 of IV bolus administration can be calculated by using the following formula:

$$k = -2.303b \tag{5}$$

$$C_0 = 10^a \tag{6}$$

Based on elimination rate constant k and initial concentration C_0, pharmacokinetic parameters such as apparent volume of distribution(V), area under the curve(AUC)and clearance(CL)can be calculated according to the following formula:

$$V = \frac{X_0}{C_0} \tag{7}$$

$$\mathrm{AUC}_{0\to\infty} = \frac{C_0}{k} \tag{8}$$

$$\mathrm{CL} = \frac{kX}{C} = kV \tag{9}$$

In order to simplify the mathematical processing, compartment model theory classifies the tissues, organs, and body fluids with little difference of drug distribution into a compartment, so that the number of compartments within the body is to a minimum. Generally speaking, drug distribution in blood-rich tissues and organs is rapid and can reach the balance of blood distribution quickly. These blood-rich tissues, organs and blood together form the "central compartment", such as the heart, liver, spleen, lung and plasma, and the drug elimination generally occurs in the central compartment. While the drug distribution in other tissues, organs and body fluids distribution is slow, it takes a long time to reach the distribution balance. For poor blood perfusion of tissues, organs or liquids which constitute the "peripheral compartment", such as muscles, bones, subcutaneous fat and so on, the distribution of drugs is slower in "peripheral compartment". Thus, a "two-compartment model" forms and the drug concentration versus time profiles can only be roughly divided into two phases of the exponential decay phase and the phase-eliminated phase. Its pharmacokinetic law is different from that of single compartment model, which includes two phases: distribution phase and elimination phase. Even in the elimination phase, plasma concentration decreased linearly, and the tissue concentration and its rate of decline are not equal, so called the false balance. In most cases, the two-compartment model can accurately reflect the *in vivo* process characteristics of drugs.

The three-compartment model is an extension of the two-compartment model, consisting of a central compartment and two peripheral compartments. The drug is distributed to the central chamber(chamber 1)at a rapid rate, enters the shallow chamber(chamber 2)at a slow rate, and enteres the deep chamber(chamber 3)at a slower rate. The central chamber in the three-compartment model is the same as in the two-compartment model, which is a high perfusion compartment. The shallow outer chamber is the organization or organ of poor blood perfusion, also known as the tissue compartment. The deep outer chamber is the tissue or organ with slower blood perfusion, such as the bone marrow, fat, and tissues that are firmly bonded to the drug. As the two-compartment model, the drug elimination also occurs in the central compartment. The division of the compartment of a tissue or organ depends on the characteristics of the drug. For example, the brain blood flow is abundant, but it has a lipophilic blood-brain barrier. For lipophilic drugs, the brain belongs to the central compartment, whereas for polar drugs it may belong to the peripheral compartment.

Although the one-compartment model is less accurate, it is relatively simple, easy to understand. Therefore it is widely used for a large number of drugs and is able to meet the requirements. It can be seen that the compartmentalization is largely determined by the *in vivo* distribution profile of the drug. Most pharmacokinetic data can be described by a one-compartment or two-compartment model. In this study, APAP follows a rapid and complete absorption after the oral administration and evenly distributed in the body fluid. Thus, it can be seen as a one-compartment model and the changes in plasma concentration can quantitatively reflect the tissue or body fluid drug concentration.

The ultraviolet spectrophotometry has been widely used for a long time. It can not only be used for material identification and structural analysis, but also can be used for the determination of certain substances. Ultraviolet-visible spectrophotometry is used to establish a qualitative and quantitative structural analysis method based on absorption characteristics of molecules at the wavelength of 200-760nm. This method has a number of advantages, such as simple operation, high accuracy, and good reproducibility. Spectrophotometry is a way to measure the radiation absorbance of substance molecules at different wavelengths and at specific wavelengths. Each of the different materials has its own absorption spectrum, so when a monochromatic light goes through the solution, the energy will be absorbed and weakened, the degree of light energy and the concentration of substances have a certain proportion of the relationship, which is consistent with the colorimetric principle-Beer's Law. In the quantitative analysis, the first need is to determine the solution of different wavelengths of the light absorption(absorption spectrum), from which to determine the maximum absorption wavelength. And the absorbance(A) is measured for a series of known concentration(C). And the calibration curve can be obtained by the linear regression between A and C. In the analysis of unknown solution, according to the measured absorbance A, the corresponding concentration can be calculated from the abovementioned calibration curve.

In this experiment, the colormetric analysis is employed to determine the plasma concentration of APAP at different time. The principle of the colormetric analysis is shown in Figure 16-1:

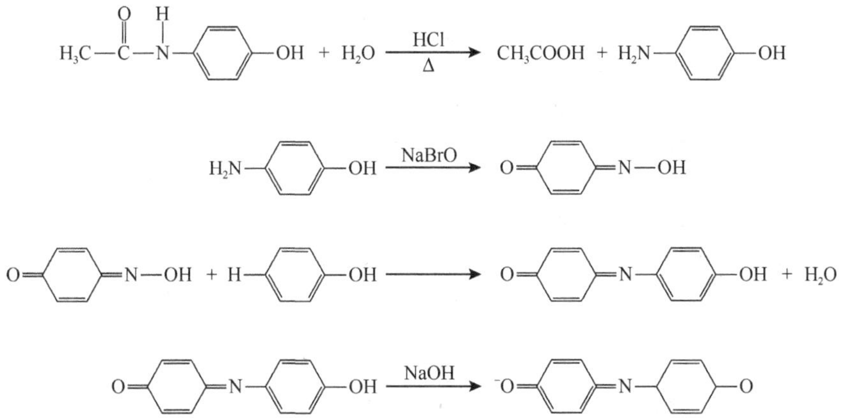

Figure 16-1 The principle of the colormetric analysis for plasma concentration measurement of APAP

APAP can be hydrolyzed to p-aminophenol under the acidic condition at a relatively high temperature. P-aminophenol can react with the phenol to generate the indigo dye in the presence of the sodium hypobromite. The Indigo dye has a maximum absorption at 620nm. In order to exclude the interference of plasma protein in plasma concentration determination, an appropriate amount of 20% trichloroacetic acid should be firstly added to precipitate protein. In order to understand the pharmacokinetic process of acetaminophen injection, the rabbits are injected with APAP solution through the ear vein. The blood samples are collected by ear incision method and plasma can be obtained after centrifugation. The plasma concentration at different time can be determined by ultraviolet spectrophotometry and the main pharmacokinetic parameters can be calculated.

IV. Instruments, materials and animals

1. Instruments Ultraviolet spectrophotometer, analytical balance, rabbit fixing equipment, surgical lamps, water bath thermostats, blood collecting glass tubes with heparin(5ml), glass tubes with stopper(10ml), volumetric flasks(100ml), glass rods, droppers, hemostatic forceps, ordinary tweezers, cotton balls, blades, beakers(100ml, 250ml), pipettes(0.5ml, 1ml, 5ml, 10ml), graduated cylinders(10ml, 50ml, 100ml, 500ml), syringes(1ml, 5ml, 10ml).

2. Reagents

(1) Acetaminophen(APAP)(purity＞99%).

(2) 20% trichloroacetic acid solution: 20g trichloroacetic acid is precisely weighed and dissolved in 100ml distilled water.

(3) 4 mol/L hydrochloric acid solution: 33.2ml 37% hydrochloric acid is precisely taken and diluted with distilled water to obtain a final volume of 100ml.

(4) 40% sodium hydroxide solution: 40g sodium hydroxide is precisely weighed and dissolved with 100ml distilled water.

(5) 0.2mol/L sodium hydroxide solution: 8g sodium hydroxide is precisely weighed and dissolved in 1000ml distilled water.

(6) 1% phenol solution: 1ml liquefied phenol(＞99%) is precisely taken and dissolved in 100ml distilled water(freshly prepared before use).

(7) 0.5mol/L sodium carbonate-bromine solution: 10.6g anhydrous sodium carbonate is precisely weighed and dissolved in distilled water; then 15ml saturated bromine water solution is added, mixed and diluted to 100ml with distilled water(freshly prepared before use).

(8) Saturated bromine water solution: A suitable amount of liquid bromine is added into distilled water. The mixture is shaken and placed for more than 24h before use.

(9) Chromogenic agent: 100ml phenol solution(1%)is precisely taken and 800ml sodium hydroxide solution(0.2mol/L)is precisely taken; then these two solutions are mixed and the mixture is shaken and finally 100ml sodium carbonate-bromine solution is added into the mixture.

3. Animals New Zealand white rabbits weighing around 2-3kg can be purchased from appropriate vendor, and allowed to standard chow and water under standard husbandry conditions(25±2)℃, 60%-80% relative humidity and 12h photoperiod. They are allowed to acclimate for 1 week in a 12h light/dark cycle with lights turned on at 9: 00 am.

V. Experimental

1. Preparation of calibration curve for plasma concentration measurement

(1) APAP stock solution: 1g APAP(drying to constant weight at 105℃)is precisely weighed and dissolved in 250ml hot distilled water to get the concentration of 4000μg/ml(exact concentration is calculated according to the content weighed). After it cools down to room temperature, the stock solution is stored in a fridge at 4℃.

(2) Preparation of calibration working solutions: 1.25ml, 2.5ml, 3.75ml, 5.0ml, 6.25ml from APAP stock solutions(4000μg/ml) are precisely taken into a 100ml volumetric flask, respectively; then diluted to scale with distilled water. The final concentrations of calibration working solutions are 50μg/ml, 100μg/ml, 150μg/ml, 200μg/ml, 250μg/ml, respectively.

(3) Preparation of blank plasma(without drug): Collect 20ml blank blood without drug by cutting one side of the rabbit ear vein with a blade; then paste cotton balls onto the knife-edge and clamp it with a clip; centrifuge the blood at 3500 r/min for 10min to obtain plasma. Please note that the volume of blank plasma for calibration curve should be about 6ml. The rest of the plasma can be stored in the refrigerator at 4℃ for later use.

(4) Preparation of calibration curve: Take six clean dry glass tubes and mark the concentration on the tube. Then, 0.5ml calibration solution is precisely taken and transferred into the tubes, respectively, and 1ml blank plasma is added. In addition, complete the rest experimental operations according to Table 16-1. Finally, the absorbance of calibration standard as well as blank plasma sample is determined at the wavelength of 620nm with UV spectrophotometry.

Table 16-1　Preparation of calibration curve for plasma concentration measurement

Step	The concentration of calibration solution(μg/ml)					
	0	50	100	150	200	250
Calibration working solution(ml)	0.5	0.5	0.5	0.5	0.5	0.5
Blank plasma(ml)	1.0	1.0	1.0	1.0	1.0	1.0
20% trichloroacetic acid(ml)	0.5	0.5	0.5	0.5	0.5	0.5
Vortex for 1min then centrifuge (3500r/min)(min)	10	10	10	10	10	10
Aspirate supernatant into another tube with scale of 10mL(ml)	1	1	1	1	1	1
Hydrochloric acid(4 mol/L, ml)	0.5	0.5	0.5	0.5	0.5	0.5
Placing in boiling water(h)	1	1	1	1	1	1
40% sodium hydroxide(ml)	0.5	0.5	0.5	0.5	0.5	0.5
Adding chromogenic agent to(ml)	10	10	10	10	10	10
Standing time after well shaking(min)	40	40	40	40	40	40

The number of cuvette

Absorbance

The regression equation is regressed as follows:
Calibration curve: _____
Correlation coefficient: _____

2. Pharmacokinetic study of APAP in rabbits following IV bolus administration　The rabbits are weighed and their weights are recorded for the calculation of the injection volumes. APAP is injected intravenously into one side of the rabbit ear vein at a dose of 100mg/kg(the concentration of APAP injection is 20mg/ml, and the other side of the rabbit ear is used for blood collection). Immediately after injection, we start to record the time and collect about 2.5-3ml blood into clean dry tubes treated(that is, blood collecting tubes)with heparin at the time of 5min, 10min, 15min, 20min, 30min, 45min, 60min, 90min post dosing. The method of collecting blood is the same as blank blood collection. We can collect the rabbit blood at the same cutting place without making a new cut. Next, all blood samples are centrifuged for 10min at 3500r/min, and then around 1.0ml resulting plasma is carefully and precisely transferred to another clean dry glassic test tube, followed by the procedure listed in Table 16-2. Finally, the absorbance of plasma samples is determined at the wavelength of 620nm with UV spectrophotometry, while the blank plasma sample is taken as the control.

Table 16-2　Concentration determination of acetaminophen in rabbit plasma after intravenous administration

Step	Sampling Time(min)								
	0	5	10	15	20	30	45	60	90
Distilled water(ml)	0.5	0.5	0.5	0.5	0.5	0.5	0.5	0.5	0.5
Blank plasma(ml)	1.0	0	0	0	0	0	0	0	0
Plasma sample(ml)	0	1.0	1.0	1.0	1.0	1.0	1.0	1.0	1.0
20% trichloroacetic acid(ml)	0.5	0.5	0.5	0.5	0.5	0.5	0.5	0.5	0.5
Vortex for 1min then centrifuge at 3500 r/min(min)	10	10	10	10	10	10	10	10	10
Aspirate supernatant into another tube with scale of 10ml(ml)	1	1	1	1	1	1	1	1	1
Hydrochloric acid(4mol/L, ml)	0.5	0.5	0.5	0.5	0.5	0.5	0.5	0.5	0.5
Placing in boiling water(h)	1	1	1	1	1	1	1	1	1
40% sodium hydroxide(ml)	0.5	0.5	0.5	0.5	0.5	0.5	0.5	0.5	0.5
Adding chromogenic agent to a final volume of the mixture(ml)	10	10	10	10	10	10	10	10	10
Standing time after well shaking (min)	40	40	40	40	40	40	40	40	40
The number of cuvette									
Calibration A									
A									

Noting: The operating procedures and reagent dosage of other time points are the same as that of 5min.

According to the guidelines for nonclinical pharmacokinetics studies, rats and dogs, rather than rabbits, are often used for oral bioavailability studies. However, it's of great cost to take dogs for students' experiments and of much difficulty to take rats due to artery cannulation issues. Therefore, taking these factors into consideration, rabbits are chosen for pharmacokinetic experiments in order to achieve the purpose of mastering experimental methods.

3. Determination of absorbance of plasma samples using UV spectrophotometry

(1) To begin with, check whether the instrument is intact and the cuvettes are complete and sufficient; make sure that there is nothing in the instrument sample room to block the light path. If there is something on the optical path, it will affect the instrument self-testing and even cause the instrument failure.

(2) Turn on the power switch and make the instrument warm up for 30min. When the instrument is powered on, the instrument enters into the self-testing state.

(3) Adjust the wavelength to 620nm after the end of self-testing; do not forget to set the test mode to "Transmittance" and press "100% T" key.

(4) Use the blank plasma sample as a control for the correction of absorbance according to the following steps. Put the blank plasma sample into the cuvette with the liquid height not more than two-thirds and wipe it dry gently in one direction, then put it into the sample tank and close the lid. Normally, the control sample is placed in the first slot of the sample rack. Pay attention that there can be no bubbles and floating objects; otherwise, they will affect the accuracy of test parameters. Next, adjust the mode to set the test mode to "Transmittance" and press "100% T" key to make the transmittance as "100.0% T"; set the test mode to "Absorbance" and press "0% A" key to make the absorbance as 0.0%. After all these steps are completed, the correction of blank plasma sample is completed.

(5) After correction with a blank plasma sample, the absorbance of all plasma samples can be determined by the method which is the same as above described. Do remember to use the blank plasma sample for correction before determination of the absorbance of each sample to ensure the accuracy of the results.

In this experiment, the plasma concentration, in fact, is the concentration of the hydrolysis product of aminophenol, but not the prototype drug concentration. Since the original drug concentration is closely related with the concentration of the hydrolysis product of aminophenol, this method is easy to operate for students in the laboratory.

4. Precautions

(1) One ear of the rabbit is to be administered and the other ear for blood sample collection; the rabbit's hair around the vein needs to be removed before administration and blood collection to facilitate the operation.

(2) Before drug administration and blood collection, use the surgical lamp close to the ear vein or wipe the vein moderately with alcohol dip cotton. About two minutes later, the veins can be clearly seen and become replenished. At this moment, you can inject the drug or collect the blood.

(3) During the process of blood collection, make sure cut perpendicular to the proximal position of the vein; do not be too hard to cut off the vein. Then, collect the blood from the same location at each time point to reduce pain for rabbit. If the blood

flow is still slow, you can moderately cut the vein at the same place.

(4) During the drug injection make sure the injection location starts from the distal end of the ear vein and injects the solution in the direction to the heart. The blood flow is from the distal end to proximal location in rabbit ear vein. You can have other chances to inject the drug if the previous injection fails.

(5) At the end of blood collection, you need to reverse the blood collecting tubes gently, so that the heparin will mix with blood to avoid clotting. Do not reverse too hard in case of hemolysis.

(6) When precipitating the protein with trichloroacetic acid, make sure the protein completely precipitated.

(7) After adding chromogenic agent, the tubes should be shook gently to make complete reaction and continuing at least 30min. When you can clearly see the color become blue and the color tendency is from deep to shallow, it is time for determining the absorbance of each plasma sample solution.

(8) When using the cuvette, you should hold the rough surface. In addition, be careful and not to stain it or make the translucent surface of the cuvette wear. If the surface is wet, please wipe it dry gently with tissue in one direction.

(9) Determine the absorbance of each sample as soon as possible to avoid the decomposition of colored substances, or it will affect the measurement results.

(10) The optimal absorbance should be controlled between 0.2 and 0.8. If it is more than 1.0, appropriate dilution is required.

(11) Switch and close the sample chamber gently.

(12) Do not dump the samples above the instrument, contaminate the instrument surface and damage the instrument.

(13) Before adding samples into cuvette, wash the cuvette with distilled water to make it cleaned and inverted to dry. Then, part of real sample is used for the last wash. If the color remains on the cuvette wall, it can be soaked with filter paper.

(14) After you finish determining the absorbance of all plasma samples, you are also supposed to clean the UV spectrophotometry. The glassic tubes need to be washed and dried before storage.

VI. Results and discussion

The absorbance of all plasma samples are measured by UV spectrophotometry. Plasma concentrations of APAP after IV bolus administration are calculated based on previously obtained calibration curve. The results should be input into Table 16-3.

Table 16-3   Plasma concentrations in the rabbit following IV bolus injection

Time(min)	5	10	15	20	30	45	60	90
A								
Concentration(μg/ml)								

You can transfer the concentration C(μg/ml)of each time point to lg$C$. Next, a linear regression of lg$C$ and t(time, min)is performed from data above. That is, lg$C$ is plotted against t to get regression curve and the regression equation. In this regression equation, the slope is $-\dfrac{k}{2.303}$ and the y-intercept is lgC_0. In that case, the elimination rate constant k, the half-life $t_{1/2}$ can be calculated from the regression equation of the graph. Moreover, pharmacokinetic parameters including apparent volume of distribution(V), clearance(CL), area under the curve(AUC$_{0 \to t}$ and AUC$_{0 \to \infty}$)can be calculated. In addition, pharmacokinetic results collected from all experimental groups(for example, six rabbits)are statistically processed, and the average value and standard deviation need to be calculated for inter-individual variation assessment.

▸ Ⅶ. Questions

1. What should be paid attention to in the operation of pharmacokinetic study in rabbits following IV bolus administration?

2. If the plasma concentration results do not follow first order elimination, please explain the reason? How to process such data to obtain pharmacokinetic parameters?

References

Liu JP, 2016. Biopharmaceutics and pharmacokinetics. 5th edition. Beijing: People's Medical Publishing House.
Qin C, 2015. Laboratory animal science. 2nd edition. Beijing: People's Medical Publishing House.
Yin XX, Yang F, 2017. Biopharmaceutics and pharmacokinetics. 2nd edition. Beijing: Science Press.

(Huang Jiangeng)

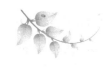

第四部分　设计性实验

实验 17　血药浓度测定与药动学参数计算

一、实 验 要 求

1. 掌握药物动力学基本参数获取的实验方法设计。

2. 熟练运用不同方法求算药物动力学参数。

3. 熟悉血样和尿样处理与测定的常用方法。

二、实 验 药 品

1. 氨茶碱(aminophylline　$C_{16}H_{24}N_{10}O_4$，420.44)。

2. 头孢克洛(cefaclor　$C_{15}H_{14}ClN_3O_4S$，367.81)。

3. 青霉素钠(benzylpenicillin sodium　$C_{16}H_{17}N_2NaO_4S$，356.38)。

三、设 计 要 求

1. 以上三种药品，若药物在体内分布符合单隔室模型特征且按一级速率过程消除，其中氨茶碱的给药方式为静脉注射，头孢克洛的给药方式为口服，青霉素钠的给药方式为肌内注射，请自行选择设计上述任意一种药品给药后药动学行为的实验方案。

2. 通过查阅文献资料，写出实验设计的理论依据、检测方法、给药方案与采血时间或尿样收集时间的确定、血浆样品及尿样处理方法等具体操作步骤、实验所需仪器、药品、试剂及实验动物。

3. 根据实验室现有仪器设备条件及药品试剂进行药物的药物动力学实验(包括实验仪器的准备及试剂的配制等)。

4. 完成实验后写出设计性实验报告，包括实验原理、实验方案、检测结果及药物动力学参数的求算，药物动力学参数包括消除速率常数(k)、消除半衰期($t_{1/2}$)、吸收速率常数(k_a)、吸收半衰期($t_{1/2(\alpha)}$)、表观分布容积(V)、清除率(CL)、达峰时间(t_{max})、达峰浓度(C_{max})、血药浓度-时间曲线下面积(AUC)等。

5. 对实验结果进行分析，讨论不同方法求算药物动力学参数的特点。

四、设 计 提 示

1. 首先复习《生物药剂学与药物动力学》教材中单室模型的不同给药方式(包括静脉注射和血管外给药)时，测定药物动力学参数的原理、数据处理及计算方法，如残数法、速率法、亏量法等。

2. 查阅动物实验相关书籍，熟练掌握各种给药(静脉注射、灌胃、肌内注射)、集尿方法和耳缘静脉采血的操作技术。

3. 查阅药典及相关文献，确定各种药品的血药浓度或尿药浓度的测定方法(包括方法学的建立)。

4. 学习药动学计算软件(如 DAS)的使用，掌握药动学参数的计算方法。

5. 实验室可提供的条件

(1) 仪器：高效液相色谱仪、紫外-可见分光光度计、离心机、旋涡混合器、电子天平、C18 液相色谱柱、循环水式真空泵、家兔固定器、灌胃器、代谢笼、刀片、移液枪、溶剂过滤器、比色皿、进样针、注射器及常用玻璃仪器。

(2) 药品与试剂：氨茶碱注射液(规格：2mL∶0.25g)、头孢克洛片(规格：0.25g)、注射用青霉素钠[规格：0.48g(80 万单位)]、1%肝素钠溶液、5%葡萄糖溶液、色谱级甲醇、色谱级乙腈、三氯甲烷、异丙醇、磷酸二氢钾、磷酸、盐酸、氢氧化钠等。

(3) 动物：家兔(2.5kg)、SD 大鼠(200g±20g)。

参 考 文 献

国家药典委员会，2015. 中国药典 2015 年版二部. 北京：中国医药科技出版社.

李好枝，2011. 体内药物分析. 2 版. 北京：中国医药科技出版社.

刘建平，2007. 生物药剂学实验与指导. 北京：中国医药科技出版社.

刘建平，2016. 生物药剂学与药物动力学. 5 版. 北京：人民卫生出版社.

秦川，2016. 实验动物学. 北京：中国协和医科大学出版社.

印晓星，杨帆，2017. 生物药剂学与药物动力学(案例版). 2 版. 北京：科学出版社.

(王晓明)

实验 18　制剂生物利用度测定

一、实 验 要 求

1. 掌握生物利用度实验研究目的、原理、方法与意义。

2. 掌握血药浓度法和尿药浓度法测定生物利用度的方法。

3. 熟悉生物利用度研究的实验方案设计与实施。

二、实 验 药 品

1. 盐酸环丙沙星片。

2. 氨茶碱片。

3. 地塞米松片。

三、设 计 要 求

1. 自行设计测定上述任意一种制剂的绝对生物利用度的实验方案。

2. 通过查阅文献资料，写出实验设计的理论依据、检测方法、给药方案与采血时间或尿样收集时间的确定、血浆样品及尿样处理方法等具体操作步骤、实验所需仪器、药品、试剂以及实验动物。

3. 根据实验室现有仪器设备条件及药品试剂，进行药物制剂的绝对生物利用度测定实验(包括实验仪器的准备及试剂的配制等)。

4. 完成实验后写出设计性实验报告，包括实验原理、实验方案、检测结果及绝对生物利用度的求算。

5. 对实验结果进行分析，讨论不同方法求算绝对生物利用度的特点。

四、设 计 提 示

1. 首先复习《生物药剂学与药物动力学》教材中生物利用度的概念与意义、测定原理、数据处理及计算方法，如血药浓度法、尿药浓度法等。

2. 查阅动物实验相关书籍，熟练掌握各种给药(静脉注射、灌胃)、集尿方法和耳缘静脉采血的操作技术。

3. 查阅药典及相关文献,确定各种药品的体内生物样品的含量测定方法(包括方法学的建立)。

4. 实验室可提供的条件

(1) 仪器：高效液相色谱仪、紫外-可见分光光度计、离心机、旋涡混合器、电子天平、C18 液相色谱柱、循环水式真空泵、家兔固定器、灌胃器、代谢笼、刀片、移液枪、溶剂过滤器、比色皿、进样针、注射器及常用玻璃仪器。

(2) 药品与试剂：盐酸环丙沙星片(规格：0.25g)、环丙沙星注射液(规格：100ml：0.2g)、氨茶碱片(规格：0.2g)、氨茶碱注射液(规格：2ml：0.25g)、地塞米松片(0.75mg)、地塞米松注射液(规格：1ml：5mg)、1%肝素钠溶液、5%葡萄糖溶液、色谱级甲醇、色谱级乙腈、三氯甲烷、甲醇、异丙醇、磷酸二氢钾、枸橼酸、磷酸、盐酸、氢氧化钠等。

(3) 动物：家兔(2.5kg)、SD 大鼠(200g±20g)。

参 考 文 献

国家药典委员会，2015. 中国药典 2015 年版二部. 北京：中国医药科技出版社.

李好枝，2011. 体内药物分析. 2 版. 北京：中国医药科技出版社.

刘建平，2007. 生物药剂学实验与指导. 北京：中国医药科技出版社.

刘建平，2016. 生物药剂学与药物动力学. 5 版. 北京：人民卫生出版社.

秦川，2016. 实验动物学. 北京：中国协和医科大学出版社.

印晓星，杨帆，2017. 生物药剂学与药物动力学(案例版). 2 版. 北京：科学出版社.

(王晓明)

实验 19　缓控释制剂体内外相关性实验

一、实 验 要 求

1. 熟悉缓控释制剂体内外相关性研究的实验方法设计。

2. 熟悉体内外相关性评价的方法。

二、实 验 药 品

1. 布洛芬缓释胶囊。

2. 双氯芬酸钠缓释片。

3. 硝苯地平缓释片。

4. 茶碱缓释片。

三、设 计 要 求

1. 自行设计测定上述任意一种制剂的体内外相关性研究的实验方案。

2. 通过查阅文献资料，写出实验设计的理论依据、体外释放与血浆样品的测定方法、体外释放与体内采血时间点的设计、实验所需仪器、药品、试剂以及实验动物。

3. 根据实验室现有仪器设备条件及药品试剂，进行药物制剂的体内外相关性研究实验(包括实验仪器的准备及试剂的配制等)。

4. 完成实验后写出设计性实验报告，包括实验原理、实验方案、检测结果及体内外相关性评价。

5. 对实验结果进行分析和讨论。

四、设 计 提 示

1. 首先复习《生物药剂学与药物动力学》教材中缓控释制剂体内外质量评价的内容及方法。

2. 查阅动物实验相关书籍，熟练掌握动物灌胃及采血的操作技术。

3. 查阅药典及相关文献，确定各种药品的体外释放度考察及体内生物样品的含量测定方法。

4. 实验室可提供的条件

(1) 仪器：高效液相色谱仪、紫外-可见分光光度计、离心机、旋涡混合器、电子天平、C18 液相色谱柱、循环水式真空泵、家兔固定器、灌胃器、刀片、移液枪、溶剂过滤器、比色皿、进样针及常用玻璃仪器。

(2) 药品与试剂：布洛芬缓释胶囊(规格：0.3g)、双氯芬酸钠缓释片(规格：0.1g)、硝苯地平缓释片(20mg)、茶碱缓释片(规格：0.1g)、1%肝素钠溶液、色谱级甲醇、色谱级乙腈、甲醇、乙醇、盐酸、冰醋酸、乙酸钠、十二烷基硫酸钠、氢氧化钠、磷酸氢二钠、磷酸二氢钾等。

(3) 动物：家兔(2.5kg)、SD 大鼠(200g±20g)。

参 考 文 献

国家药典委员会，2015. 中国药典 2015 年版二部. 北京：中国医药科技出版社.

李好枝，2011. 体内药物分析. 2 版. 北京：中国医药科技出版社.

刘建平，2007. 生物药剂学实验与指导. 北京：中国医药科技出版社.

刘建平，2016. 生物药剂学与药物动力学. 5 版. 北京：人民卫生出版社.

秦川，2016. 实验动物学. 北京：中国协和医科大学出版社.

印晓星，杨帆，2017. 生物药剂学与药物动力学(案例版). 2 版. 北京：科学出版社.

(王晓明)

附录　药物溶出度仪机械验证指导原则

本指导原则适用于仿制药质量和疗效一致性评价研究工作，口服固体制剂体外溶出试验所用溶出度仪的机械验证。

1. 概述　本指导原则中的溶出度仪是指《中华人民共和国药典》(2015 年版，以下简称《中国药典》)四部通则〈0931〉溶出度与释放度测定法中第一法和第二法的仪器装置。为保证体外溶出试验数据的准确性和重现性，所使用的溶出度仪应满足《中国药典》要求，同时还需满足本指导原则规定的各项技术要求。

2. 验证前检查　目视检查以下部件：

(1) 溶出杯：杯体光滑，无凹陷或凸起，无划痕、裂痕、残渣等缺陷。

(2) 篮：篮体无锈蚀，无网眼堵塞或网线伸出，无网眼或篮体变形等现象。

(3) 篮(桨)轴：篮(桨)轴无锈蚀，桨面涂层(Teflon 或其他涂层)光滑、无脱落。

3. 测量工具　可采用单一测量工具(如倾角仪、百分表、转速表和温度计等)，也可采用模块化的集成测量工具。各种测量工具均应符合相关的计量要求。

4. 技术要求　对溶出度仪进行机械验证时，应将待测部件置于正常试验位置，按以下方法进行验证。

(1) 溶出度仪水平度：在溶出杯的水平面板上从两个垂直方向上测量，两次测量的数值均不得超出 0.5°。

(2) 篮(桨)轴垂直度：紧贴篮(桨)轴测量垂直度，再沿篮(桨)轴旋转 90°测量，每根篮(桨)轴两次测量的数值均不得超出 90.0°±0.5°。

(3) 溶出杯垂直度：沿溶出杯内壁(避免触及溶出杯底部圆弧部分)测量垂直度，再沿内壁旋转 90°测量，每个溶出杯两次测量的数值均不得超出 90.0°±1.0°。

(4) 溶出杯与篮(桨)轴同轴度：可通过在溶出杯圆柱体内的篮(桨)轴上下各取一个点，以篮(桨)轴为中心旋转一周，测量篮(桨)轴与溶出杯内壁距离的变化，来表征溶出杯垂直轴与篮(桨)轴的偏离。一个测量点位于溶出杯上部靠近溶出杯上缘，另一个测量点位于溶出杯圆柱体内靠近篮(桨叶)上方。每个溶出杯在 2 个点测量的最大值与最小值之差均不得超出 2.0mm。

通过了垂直度与同轴度验证的篮轴、桨和溶出杯均应编号，在溶出杯上缘与固定装置相连的位置上做好标记。在进行溶出度试验时，应将各篮轴、桨和溶出杯放在原已通过验证的位置上，保持各溶出杯与固定装置的相对位置不变。为满足同轴度要求，在调整了溶出杯的位置后应重新验证其垂直度。

(5) 篮(桨)轴摆动：在篮(桨叶)上方约 20mm 处测量。篮(桨)轴以每分钟 50转旋转时，连续测量 15s，每根篮(桨)轴测量的最大值与最小值之差不得超出1.0mm。

(6) 篮摆动：在篮下缘处测量。篮轴以每分钟 50 转旋转时，连续测量 15s，每个篮测量的最大值与最小值之差不得超出 1.0mm。通过了摆动验证的篮应编号，在进行溶出度试验时，应将各篮放在原已通过验证的位置上，保持与固定装置的相对位置不变。

(7) 篮(桨)深度：测量每个溶出杯内篮(桨)下缘与溶出杯底部的距离，均应为25mm±2mm。

(8) 篮(桨)轴转速：将篮(桨)轴的转速设定在每分钟 50(100)转，连续记录 60s，各篮(桨)轴的转速均应在 50(100)±4%转范围内。

(9) 溶出杯内温度：设定溶出度仪的水浴温度，取水 900ml，置各溶出杯中，待温度恒定后，测量各溶出杯内溶出介质的温度，均应为 37℃±0.5℃。

(10) 振动：溶出度仪运转时，整套装置应保持平稳，均不应产生明显的晃动或振动(包括所处的环境)。

5. 机械验证周期　溶出度仪在安装、移动、维修后，均应对其进行机械验证。通常每 6 个月验证一次，也可根据仪器使用情况进行相应的调整。

6. 溶出度仪机械验证参数列表

验证参数	测量点	技术要求
溶出度仪水平度	溶出度仪水平面板，在两个垂直方向分别测量	≤0.5°
篮(桨)轴垂直度	紧贴篮(桨)轴，在夹角为 90°的两个方向分别测量	90.0°±0.5°
溶出杯垂直度	紧贴杯壁，在夹角为 90°的两个方向分别测量	90.0°±1.0°
溶出杯与篮(桨)轴同轴度	上部测量点：靠近溶出杯上缘 下部测量点：靠近篮(桨叶)上方(圆柱体部分)	≤2.0mm
篮(桨)轴摆动	篮(桨叶)上方约 20mm	≤1.0mm
篮摆动	篮底部边缘	≤1.0mm
篮(桨)深度	篮(桨)下缘距杯底部	25±2mm
篮(桨)轴转速	篮(桨)轴	±4%
溶出杯内温度	溶出杯内	37℃±0.5℃

(应晓英)